まちがいさがしは 脳を瞬間的・総合的に強化できる極めて高度な脳トレ

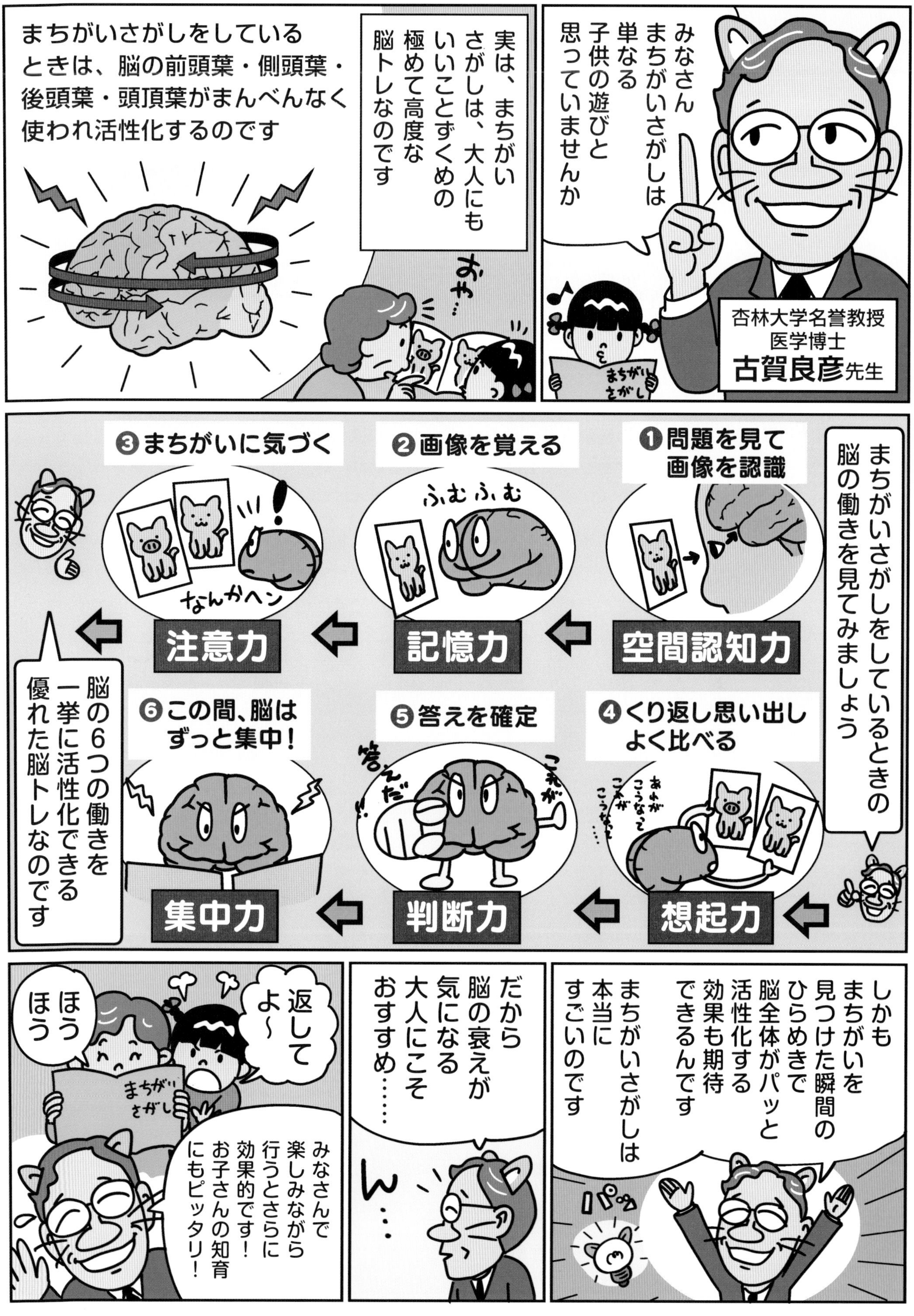

みなさん まちがいさがしは 単なる 子供の遊びと 思っていませんか
まちがい さがし
杏林大学名誉教授 医学博士 古賀良彦先生
実は、まちがいさがしは、大人にもいいことずくめの極めて高度な脳トレなのです
おや…
まちがいさがしをしているときは、脳の前頭葉・側頭葉・後頭葉・頭頂葉がまんべんなく使われ活性化するのです
まちがいさがしをしているときの脳の働きを見てみましょう
❶問題を見て画像を認識
空間認知力
❷画像を覚える
ふむふむ
記憶力
❸まちがいに気づく
なんかヘン
注意力
❹くり返し思い出しよく比べる
想起力
❺答えを確定
答えだ
これが
判断力
❻この間、脳はずっと集中！
集中力
脳の6つの働きを一挙に活性化できる優れた脳トレなのです
しかもまちがいを見つけた瞬間のひらめきで脳全体がパッと活性化する効果も期待できるんです
まちがいさがしは本当にすごいのです
パッ
だから脳の衰えが気になる大人にこそおすすめ……
ん…
返してよ～
ほうほう
まちがい さがし
みなさんで楽しみながら行うとさらに効果的です！お子さんの知育にもピッタリ！

「まちがいさがし」は単なる子供の遊びではなく、衰えやすい6大脳力が一挙に強まるすごい脳トレ

本当はすごい「まちがいさがし」

誰もが一度は楽しんだ経験がある「まちがいさがし」。**大人も子供もつい夢中**になってしまう不思議な魅力があることは、よくご存じでしょう。

実は、このまちがいさがし、**単なる「子供の遊び」ではない**ことが、脳科学的に明らかにされつつあります。何を隠そう、**脳のさまざまな部位の働きを瞬間的・総合的に強化できる、極めて高度な脳トレ**であることがわかってきたのです。

普段の生活で**テレビばかりみて**いたり、**ずっとぼんやり**していたりすると、脳はどんどん衰えてしまいます。記憶力が衰えて**物忘れ**が増えたり、集中力が低下して**飽きっぽく**なったり、注意力や判断力が弱まって**うっかりミス**が生じたり、感情をコントロールできなくなって**怒りっぽく**なったり、**やる気が減退**したりしてしまうのです。

そうした脳の衰えを防ぐ毎日の習慣としてぜひ取り入れてほしいのが、まちがいさがしです。脳は大きく4つの領域（前頭葉・頭頂葉・側頭葉・後頭葉）に分けられますが、まちがいさがしを行うと、その**すべての領域が一斉に活性化する**と考えられるからです。

まちがいさがしで出題される絵や写真の視覚情報はまず脳の**後頭葉**で認識され、**頭頂葉**で位置関係や形などが分析されます。次に、その情報は**側頭葉**に記憶されます。その記憶を頼りに、脳のほかの部位と連携しながら、注意を集中させてまちがいを見つけ出すのが、思考・判断をつかさどる脳の司令塔**「前頭葉」**の働きです。

あまり意識することはないと思いますが、まちがいさがしは、**脳の4大領域を効率よく働かせることができる稀有《けう》な脳トレ**でもあるのです。

まちがいさがしをするときの脳の各部位の働き

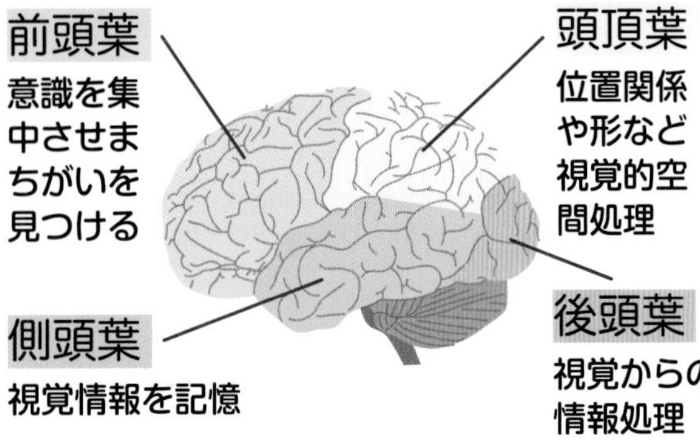
前頭葉
意識を集中させまちがいを見つける
頭頂葉
位置関係や形など視覚的空間処理
側頭葉
視覚情報を記憶
後頭葉
視覚からの情報処理

記憶力など6つの脳力を瞬間強化する高度な脳トレ

まちがいさがしが脳に及ぼす効果について、さらにくわしく見ていきましょう。

まず、まちがいさがしは脳トレのジャンルの中で、**「記憶系」**に分類されます。問題を解くには記憶力が必要になると同時に、まちがいさがしを解くことによって記憶力が強化されるのです。

実際に、２つ並んだ絵や写真からまちがい（相違点）を見つけるには、以下のような脳の作業が必要になってきます。

第一に、２つの絵や写真の細部や全体を視覚情報としてとらえ、一時的に覚える必要が出てきます。ここには**「空間認知」と「記憶」**の働きがかかわってきます。

第二に、直前の記憶を思い起こして、記憶にある視覚情報と今見ている絵や写真との間に相違点がないかに関心を向けていくことになります。ここで**「想起」と「注意」**の働きが必要になります。

第三に、相違点が本当に相違点であると気づくには、確認作業と**「判断」**力が必要になります。

そして、こうした一連の脳の働きを幾度となくくり返すためには、相応の**「集中」**力を要します。

つまり、まちがいさがしを解く過程では、**①記憶力（覚える力）**だけでなく、**②空間認知力（物の位置や形状、大きさを認知する力）**、**③注意力（気づく力）**、**④想起力（思い出す力）**、**⑤判断力（答えを確定する力）**、**⑥集中力（意欲を持続する力）**という**「6大脳力」**が総動員されるのです。

脳はある意味で筋肉と似ています。何歳になっても、使えば使うほど強化されます。つまり、まちがいさがしは、年とともに衰えやすい「6大脳力」を一挙に強化できる、極めて高度な脳トレだったのです。私が冒頭で「単なる子供の遊びではない」といった理由は、ここにあるわけです。

まちがいを見つけた瞬間 脳全体がパッと活性化

それだけではありません。まちがいさがしが優れているのは、「あ、ここが違う！」と気づいた瞬間に、一種の喜びに似た感覚を伴う**「ひらめき」**が生まれることです。このひらめきがまた、脳にとって最良の刺激になるのです。

新しいアイデアを思いついた瞬間、悩み事が解決した瞬間、何かをついに成し遂げた瞬間など、私たちがひらめきをひとたび感じると気分が高揚し、その瞬間に脳は一斉に活性化するのです。みなさんもこうした経験をしたことがあるでしょう。暗い気持ちがパッと晴れるような、暗闇の中、電球の明かりがパッと光るような、そんな感覚です。

まちがいさがしは、こうした**ひらめきに似た感覚を日常で手軽に体験できる優れた脳トレ**でもあるのです。

本書のまちがいさがしには、1問につき5つのまちがいが隠れています。つまり、ひらめきに似た感覚を体験できるチャンスが、1問につき5回も用意されているのです。

ねこのかわいい表情やしぐさに ときめきを感じて癒される脳活

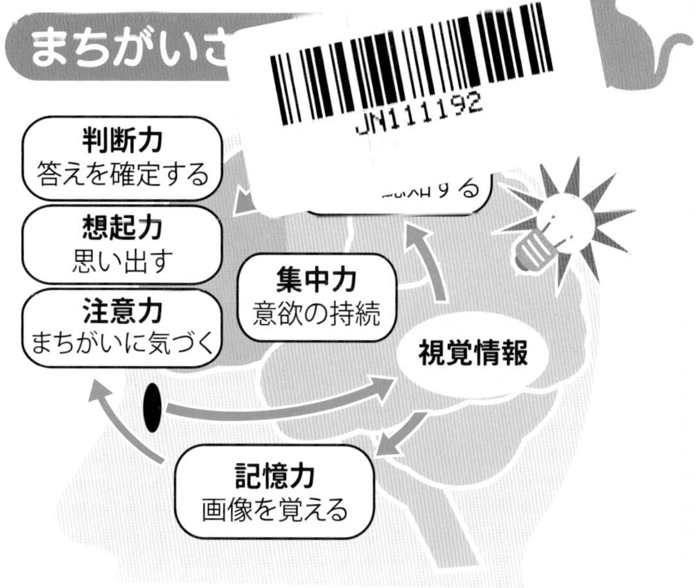
まちがいさ
判断力
答えを確定する
想起力
思い出す
注意力
まちがいに気づく
集中力
意欲の持続
視覚情報
記憶力
画像を覚える

おまけに、本書のまちがいさがしの題材は、みんな大好きな**「ねこの写真」**。表情豊かなねこたちの愛くるしい瞬間が集められています。

暗いニュースが多い昨今、**かわいさを極めたねこたちの表情やしぐさ**を見るだけで、**思わず顔がほころび、心が癒され、暗い気持ちがフッと軽くなる**のではないでしょうか。イライラや不安などネガティブな感情も、知らないうちに晴れやかで前向きな気分になっているかもしれません。

ねこなどの動物のかわいらしい姿を見ることは、人間の根源的な感情に働きかけて、**気持ちを明るく前向きに整えてくれる不思議な癒し効果**があるように思えてなりません。事実、**認知症の患者さんたちに動物と触れ合ってもらったり、動物の写真を見てもらったりすると、表情がパッと明るくなり、失われていた記憶を取り戻したり、不可解な言動が減ったりすることを、日々の診療でよく経験します。**

まちがいさがしをするときは、ねこたちのフワフワとした毛並みの感触、ゴロゴロとのどを鳴らしながらスヤスヤ眠るようす、どんな鳴き声を発しているのかなど、写真では得られない情報にも**想像**を巡らせてみるのもいいでしょう。脳全体のさらなる活性化につながるはずです。

さらに、まちがいさがしをするときは、一人でじっくり解くのもいいですが、家族や仲間とワイワイ競い合いながら取り組むのもいいでしょう。「ねこってこんな行動をするよね」「ここがかわいいよね」と、**ねこの話に花を咲かせながら取り組むと、自然と円滑なコミュニケーションが生まれ、脳にとってさらにいい効果が期待**できます。

最近、「脳への刺激が足りない」「ついボンヤリしてしまう」「ボーッとテレビばかりみている」……そんな人こそ、まちがいさがしの新習慣を始めてみましょう。めんどうなことは何一つありません。何しろ**「にゃんと１分見るだけ！」**でいいのですから。それだけで、**記憶力をはじめとする脳の力を瞬時に強化**することにつながるのです。

まだ半信半疑の方は、問題に取り組んでみてください。一とおりクリアするころには、**１分以内にまちがいを探すときの「ドキドキ」と「ワクワク」、そしてねこのかわいさに思わずキュンとしてしまう「ときめき」**で、夢中になっているはずです。**ときめきを感じて癒されながら没頭して脳を活性化できるねこのまちがいさがし**は、まさに最強の脳トレの一つといっていいでしょう。

まちがいさがしの6大効果

空間認知力を強化

物の位置や形状、大きさを正確に把握する脳力が高まるので、物をなくしたり、道に迷ったり、何かにぶつかったり、転倒したり、車の運転ミスをしたりという状況を避けやすくなる。

記憶力を強化

特に短期記憶の力が磨かれ、物忘れをしたり、物をなくしたり、同じ話を何度もしたり、仕事や料理などの作業でモタついたりすることを防ぎやすくなる。

想起力を強化

直前の記憶を何度も思い出す必要があるので想起力が磨かれ、人や物の名前が出てこなくなったり、アレソレなどの言葉が増えたり、会話中に言葉につまったりするのを防ぎやすくなる。

注意力を強化

些細な違いや違和感に気づきやすくなるため、忘れ物や見落としが少なくなり、うっかりミスが防げて、めんどうな家事や仕事もまちがいなくこなせるようになる。

判断力を強化

とっさの判断ができるようになるため、道を歩いているときに車や人をうまく避けられたり、スーパーなどで商品を選ぶときに的確な選択が素早くできたりする。

集中力を強化

頭がさえている時間が長くなり、テレビのニュースや新聞の内容をよく理解できて、人との会話でも聞き逃しが少なくなる。根気が続くようになり趣味や仕事が充実してくる。

●本書のまちがいさがしのやり方●

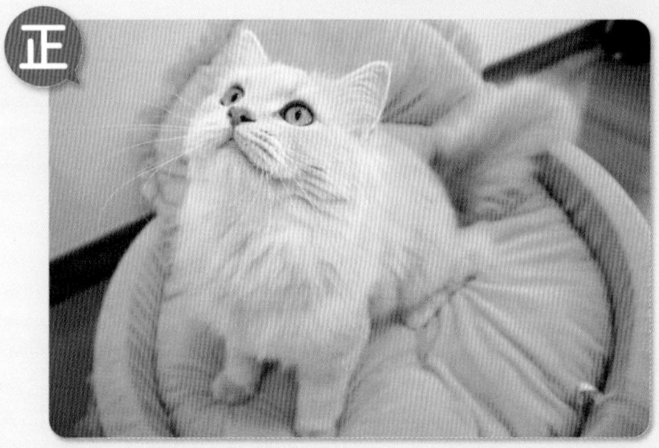

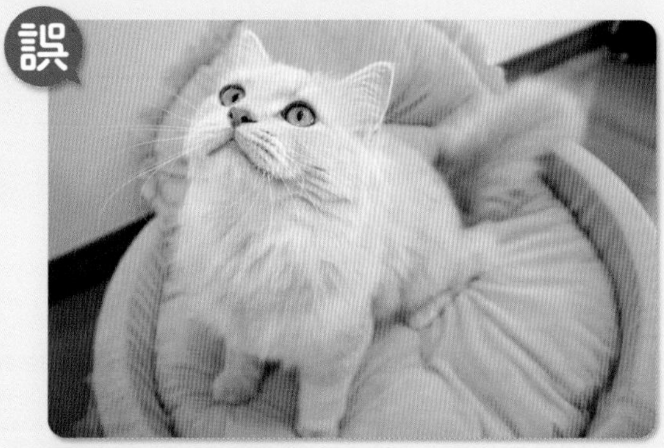

「正」と「誤」を見比べて、まず、１分間にまちがい（相違点）を何個見つけられるか数えてください。１問につきまちがいは5つ隠れています。全部見つけられなかったときは、次に、5つのまちがいをすべて見つけるまでの時間を計測してください。楽しみながら解くのが、脳活効果を高めるコツです。

1 面接ねこ

あなたですか？
私の主になりたいと
いうのは

1分で見つけた数	個
全部見つけるまでの時間	分　秒

正

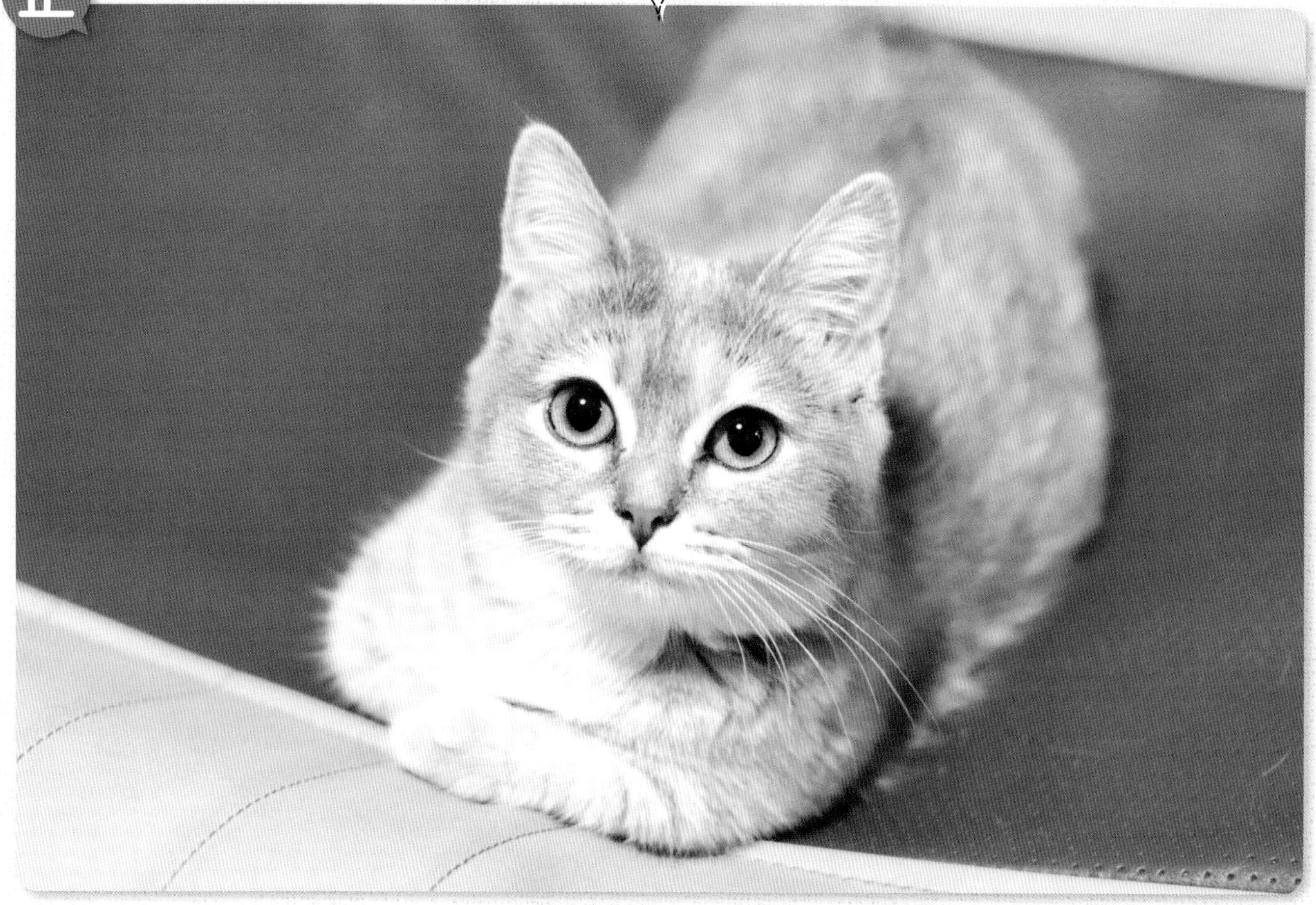

誤　まちがいは５つ。１分で探してにゃ。

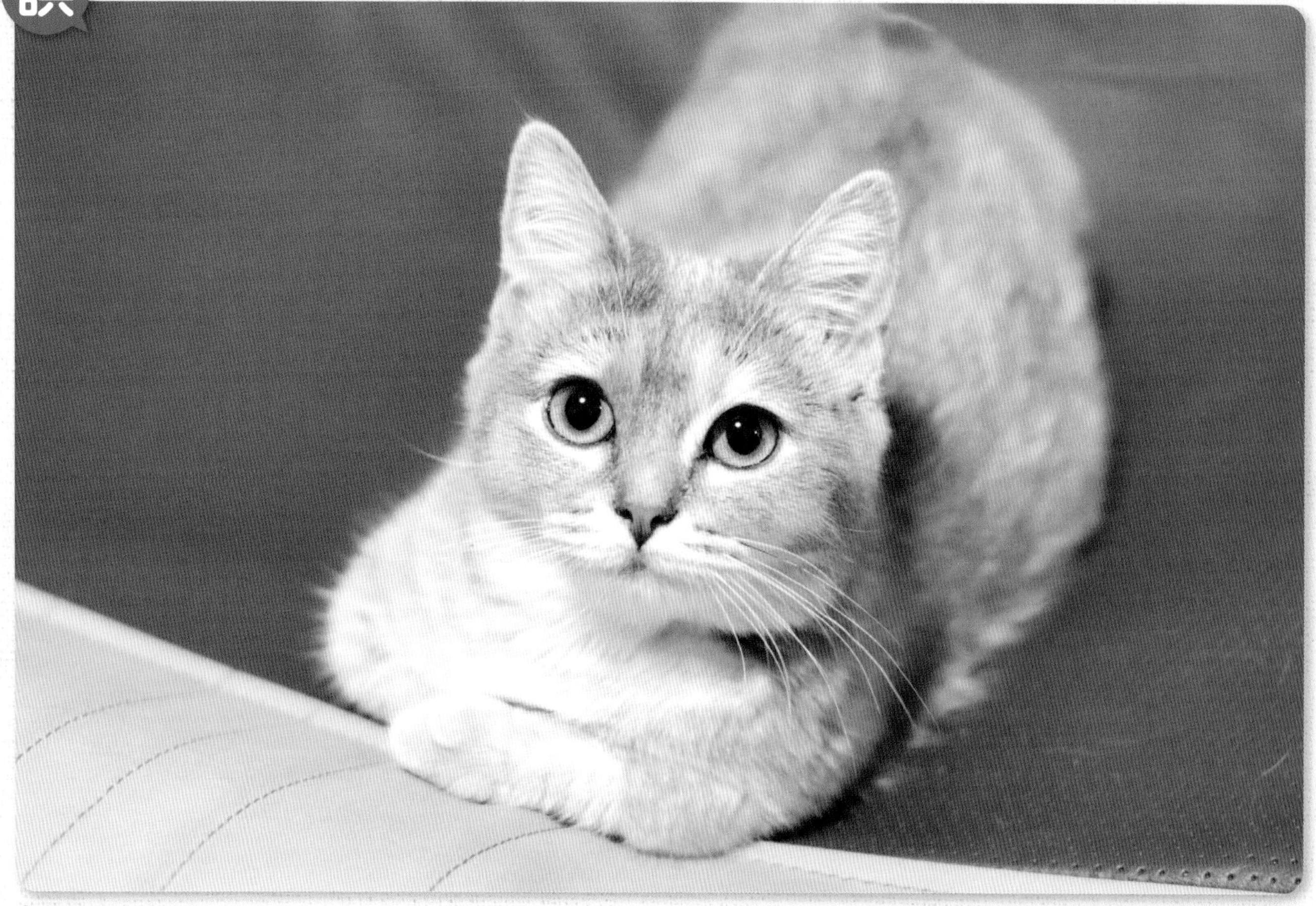

➡解答は64ページ

2 散髪した主人を見たねこ

…だれ??

1分で見つけた数	個
全部見つけるまでの時間	分　秒

正

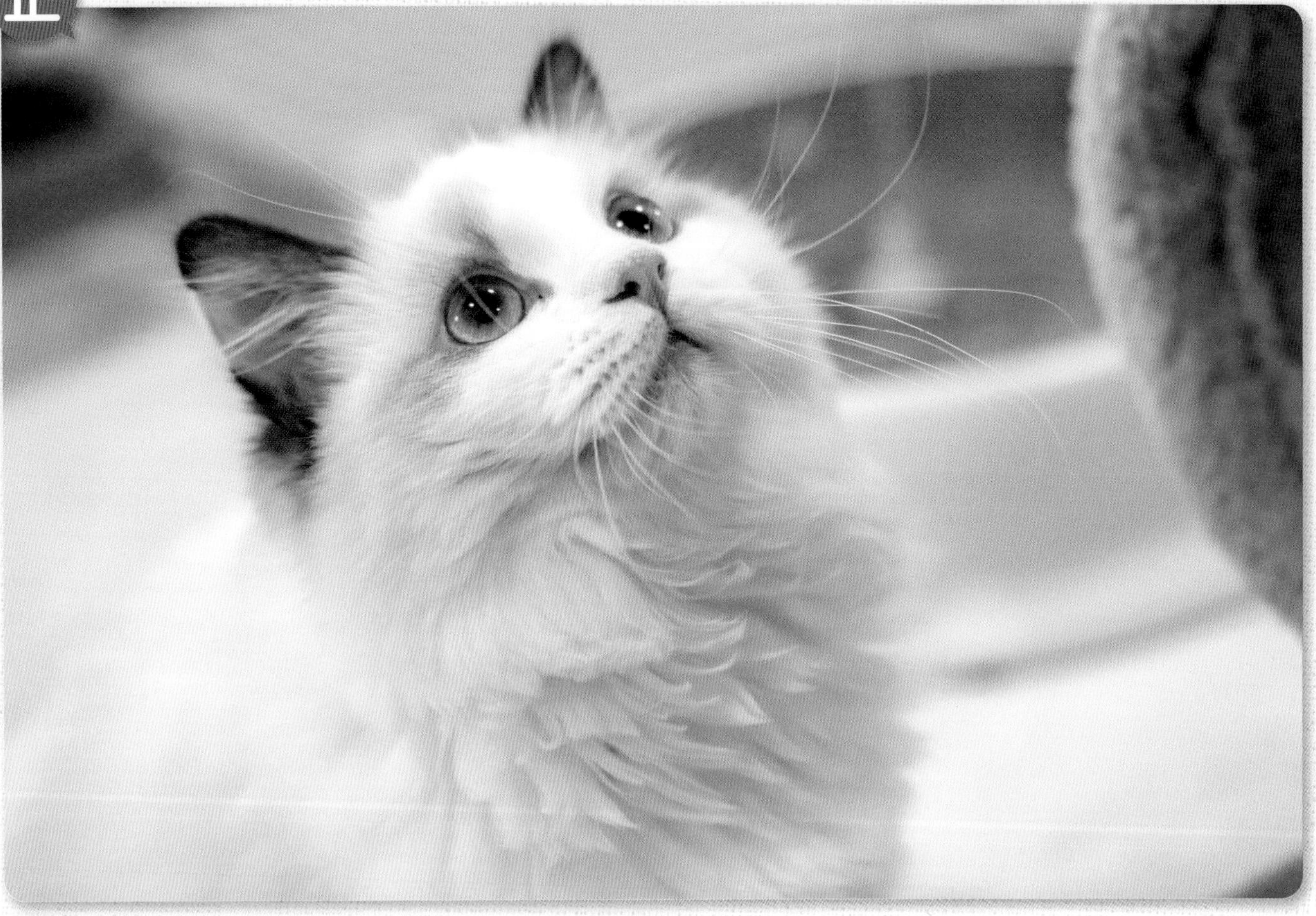

誤

まちがいは５つ。１分で探してにゃ。

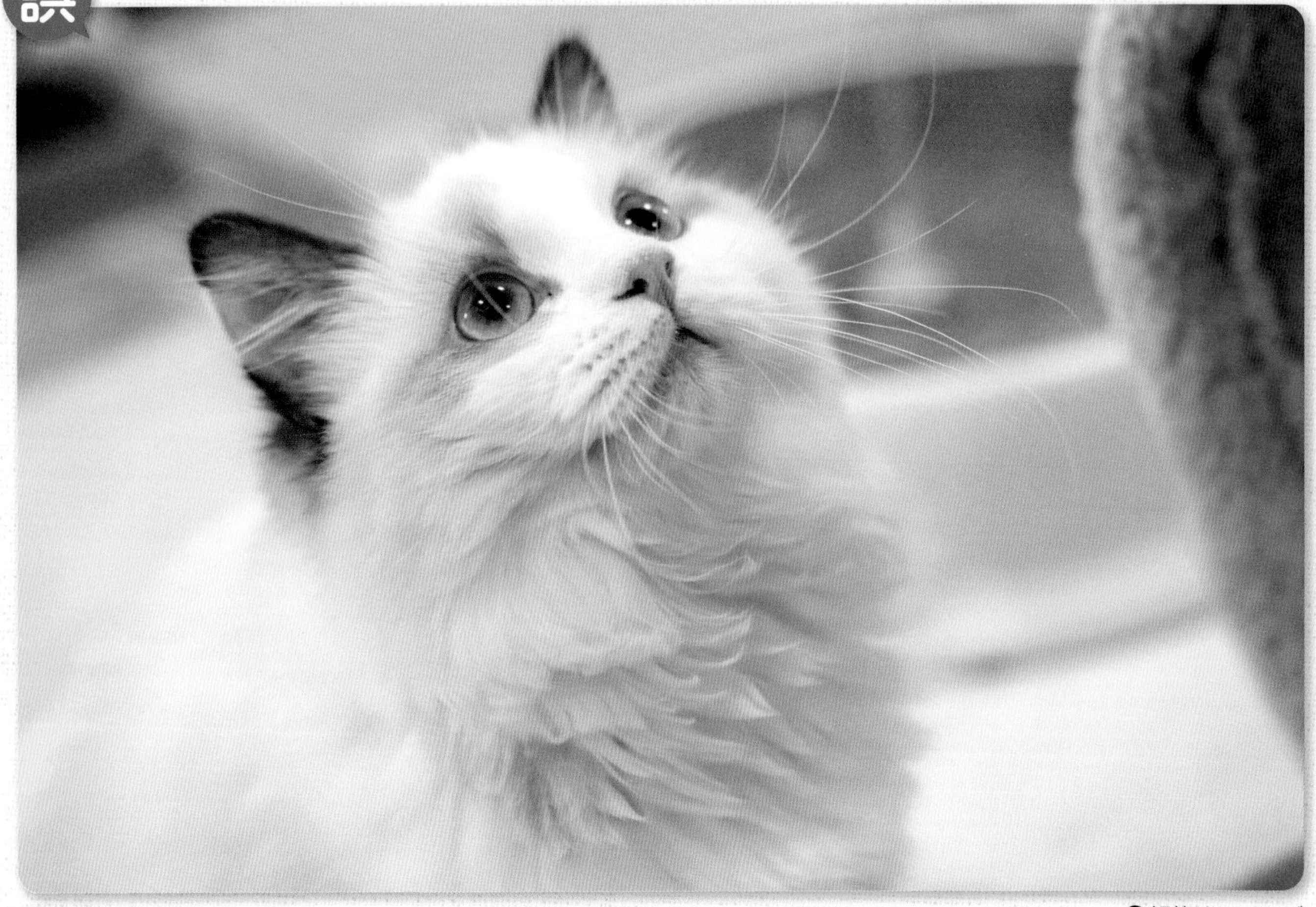

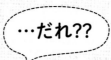

➡解答は64ページ

3 おこさまねこ

カリカリは
オトナになってから
なんだって…

1分で見つけた数	個
全部見つけるまでの時間	分　秒

正

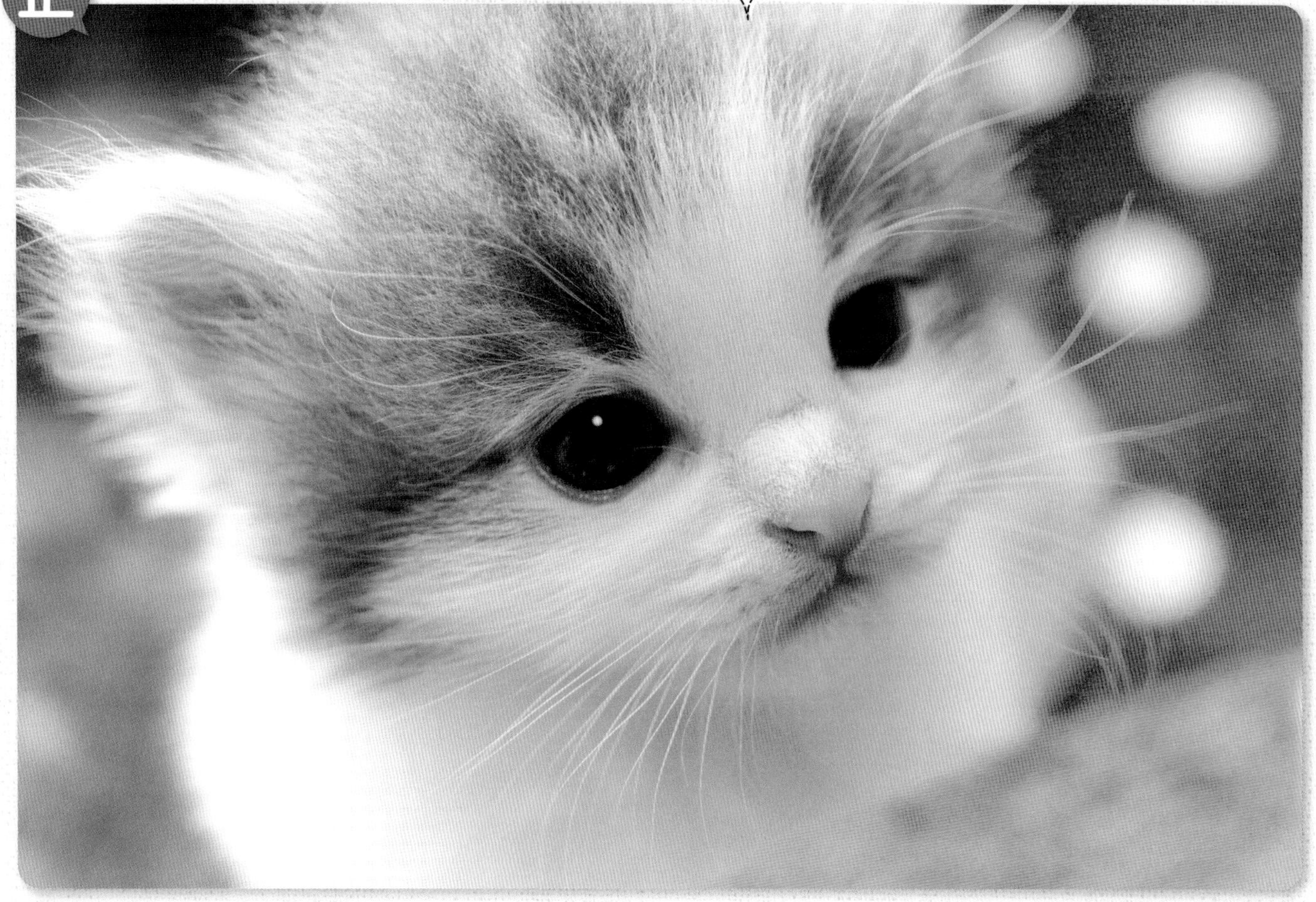

誤　まちがいは５つ。１分で探してにゃ。

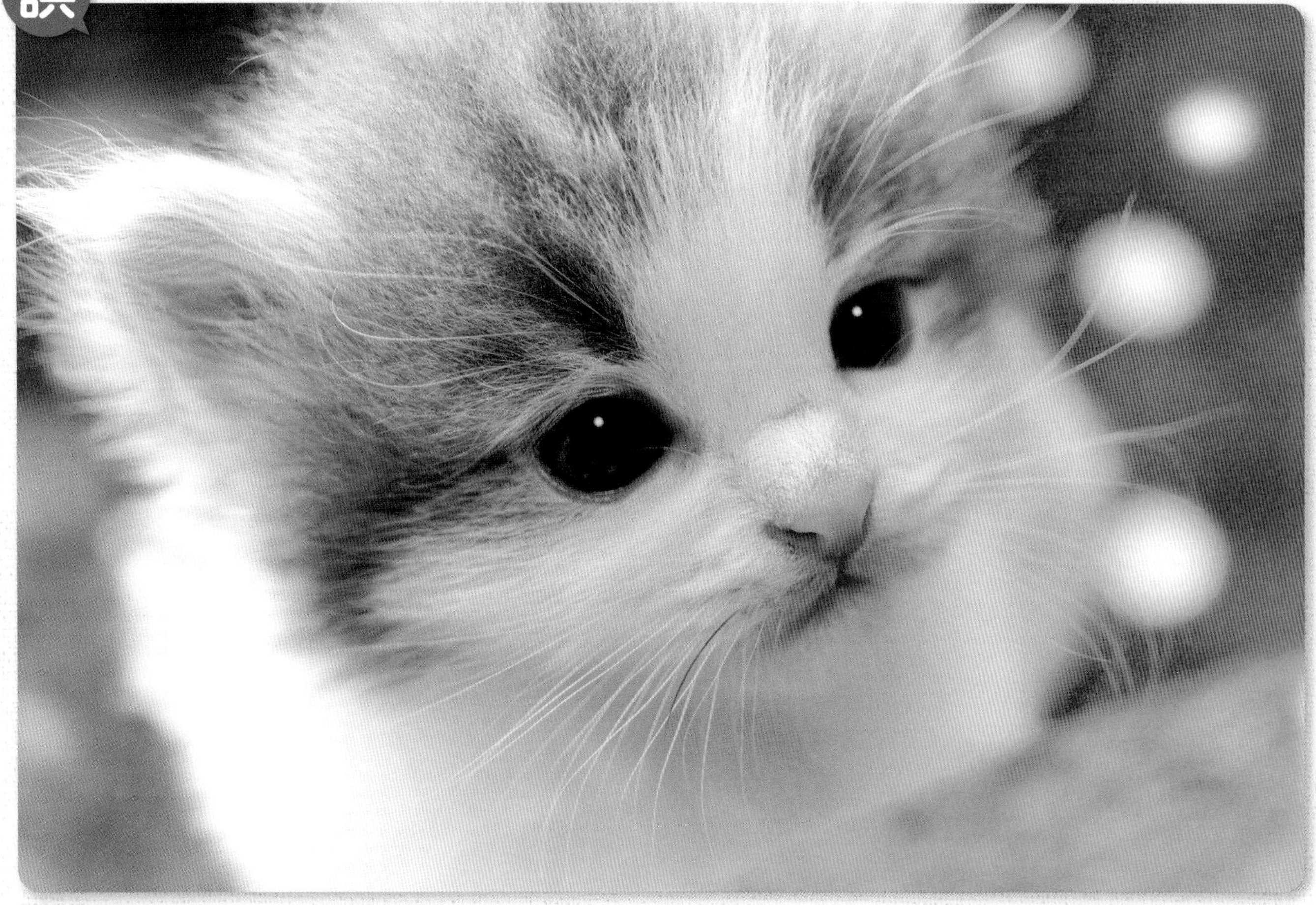

➡解答は64ページ

4 待ちぼうけねこ

あのー、
ネコ缶スペシャルパフェ１つ
注文通ってますかにゃ？

1分で見つけた数	個
全部見つけるまでの時間	分　秒

正

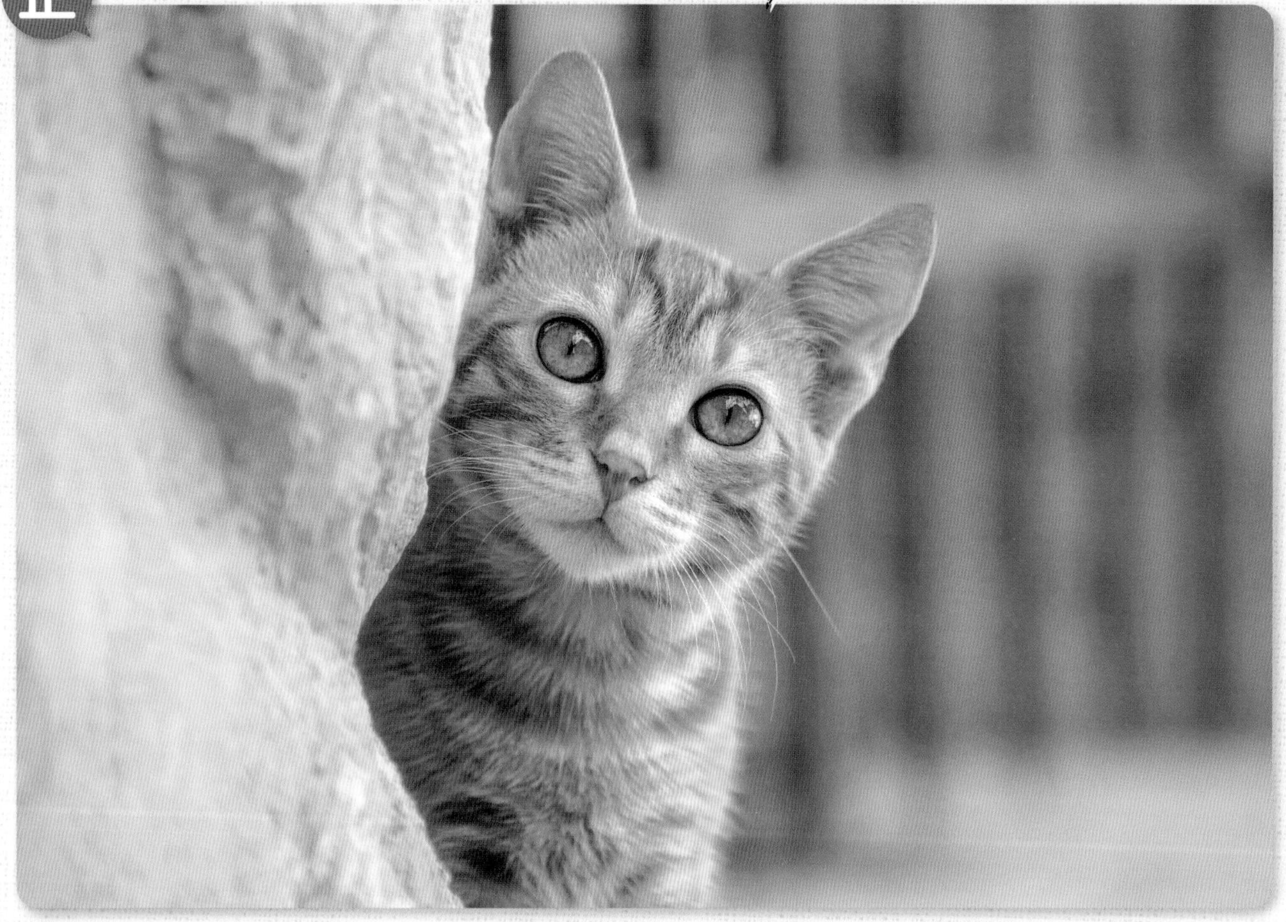

誤　まちがいは５つ。１分で探してにゃ。

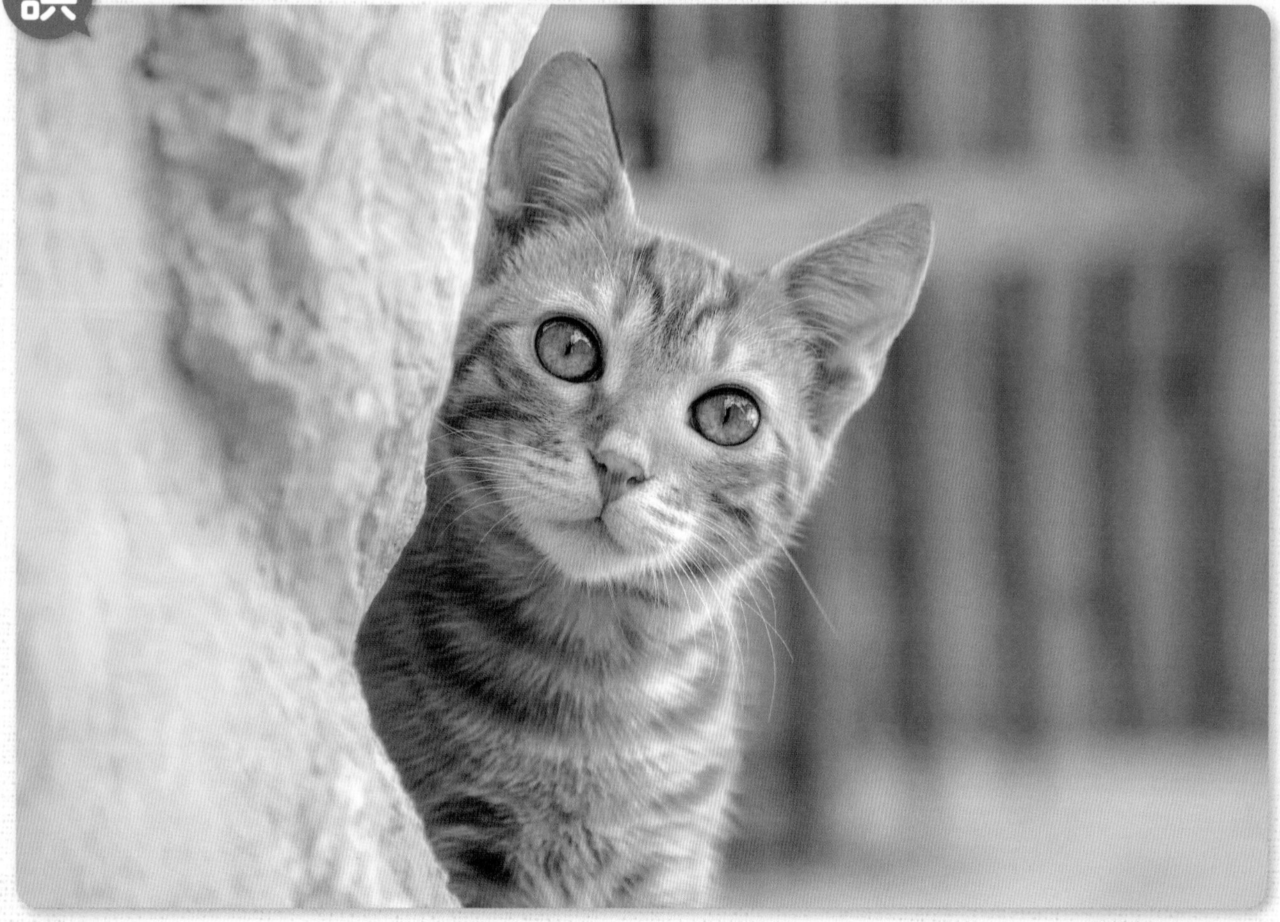

➡解答は64ページ

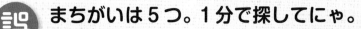

5 フレンチねこ

では、今日のディナーを
始めてくれたまえ

1分で見つけた数	個
全部見つけるまでの時間	分　秒

正

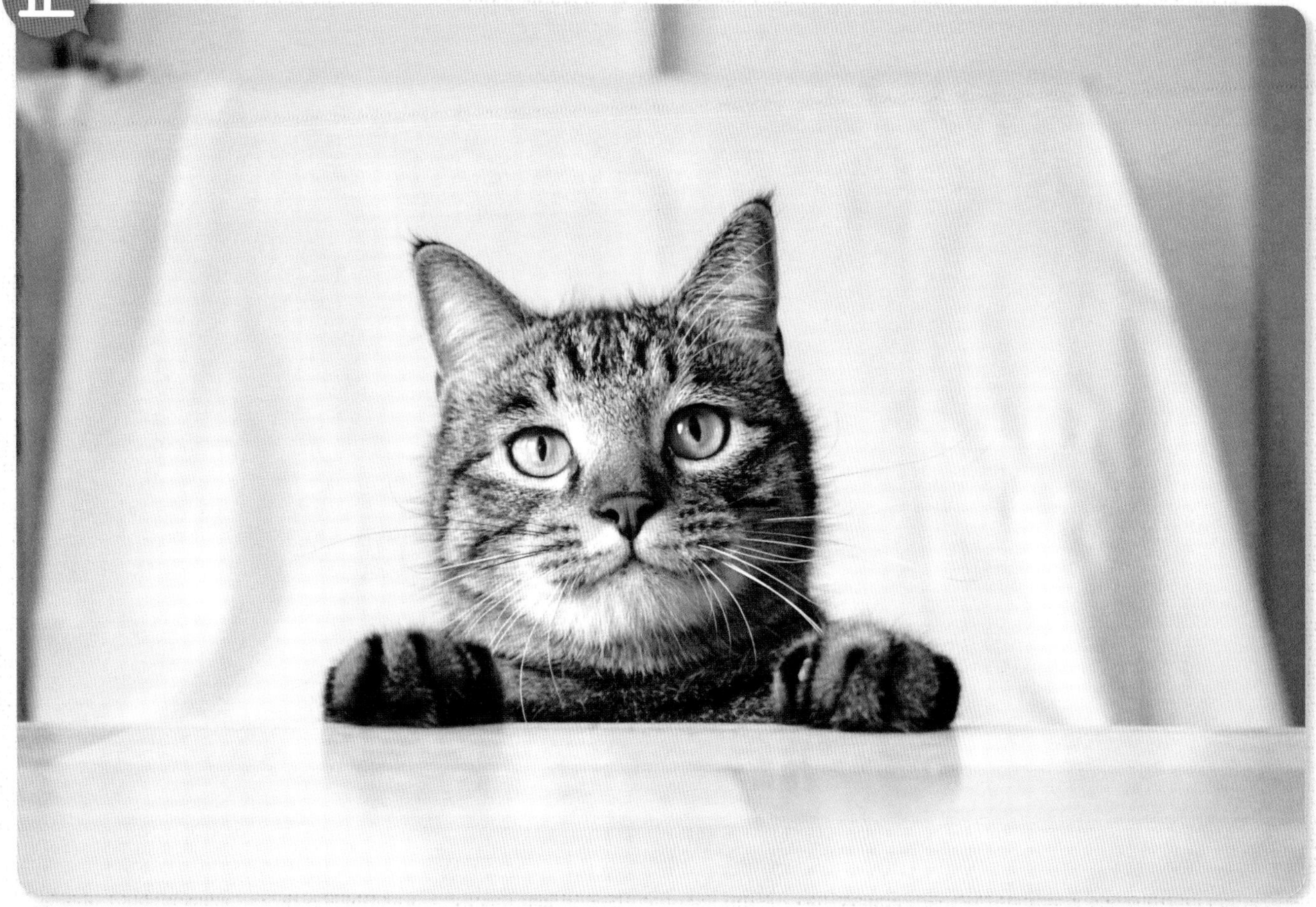

誤　まちがいは５つ。１分で探してにゃ。

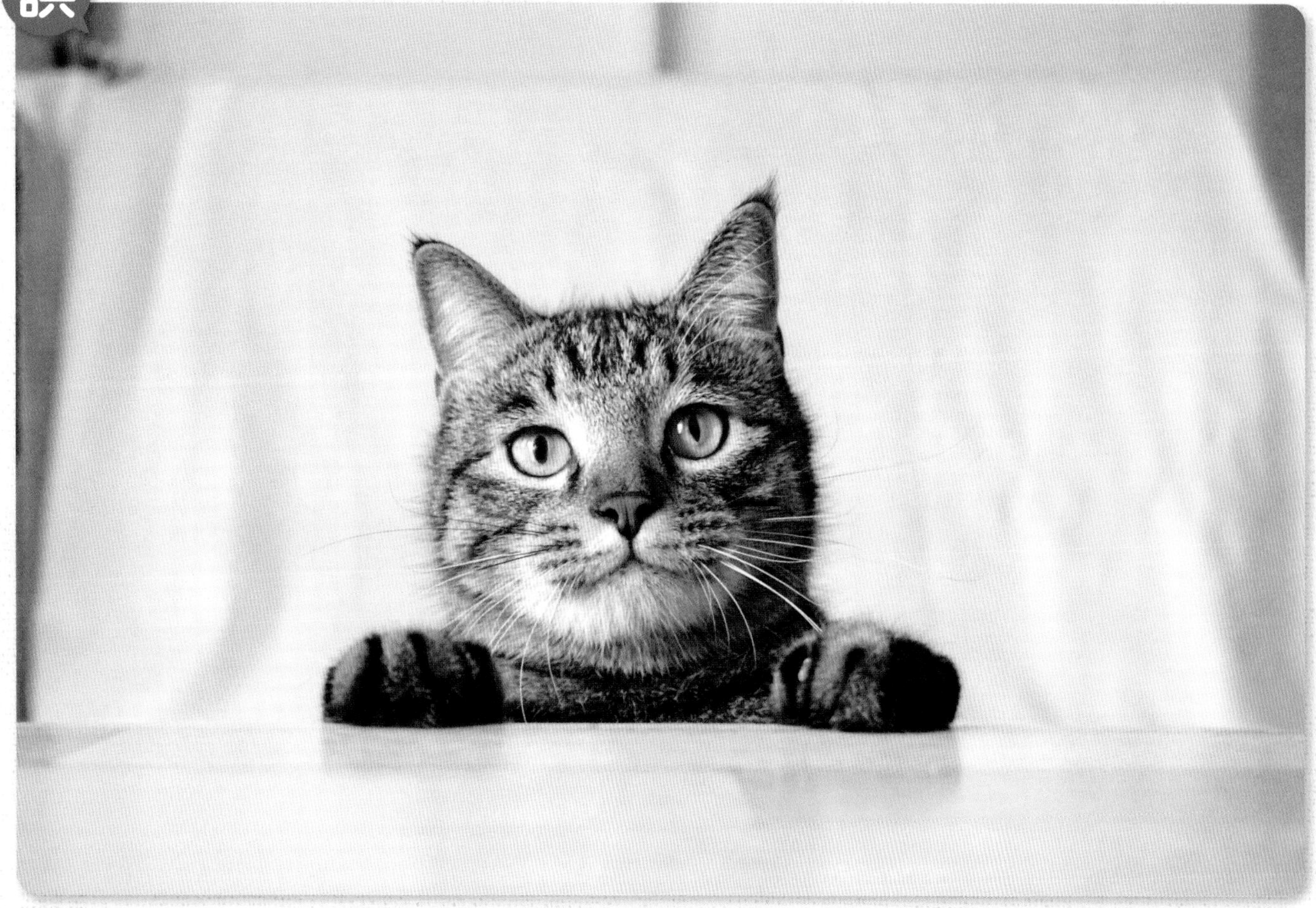

➡解答は64ページ

6 スターねこ

あの星を
つかむのにゃ！

1分で見つけた数	個
全部見つけるまでの時間	分　秒

正

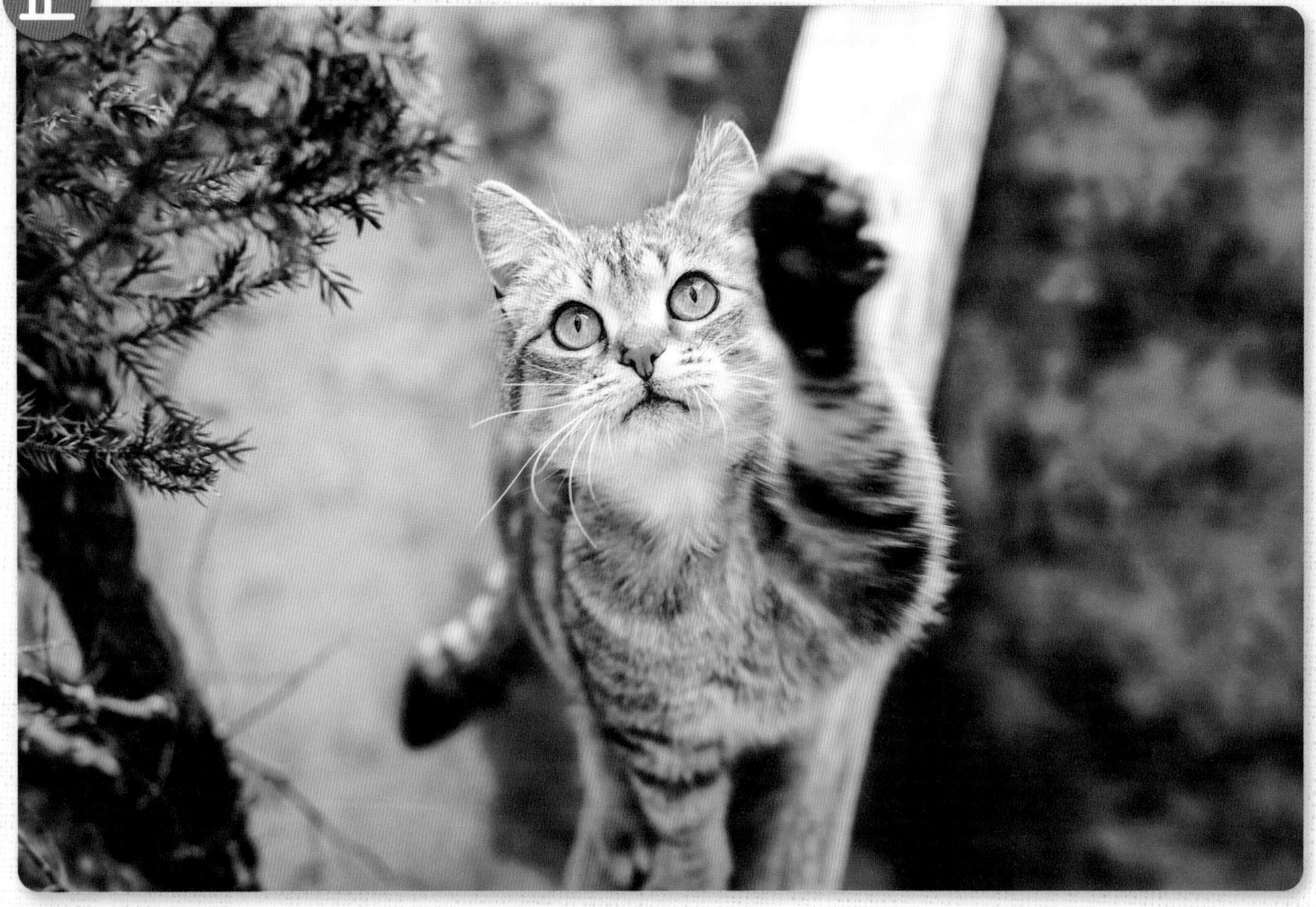

誤　まちがいは 5 つ。1 分で探してにゃ。

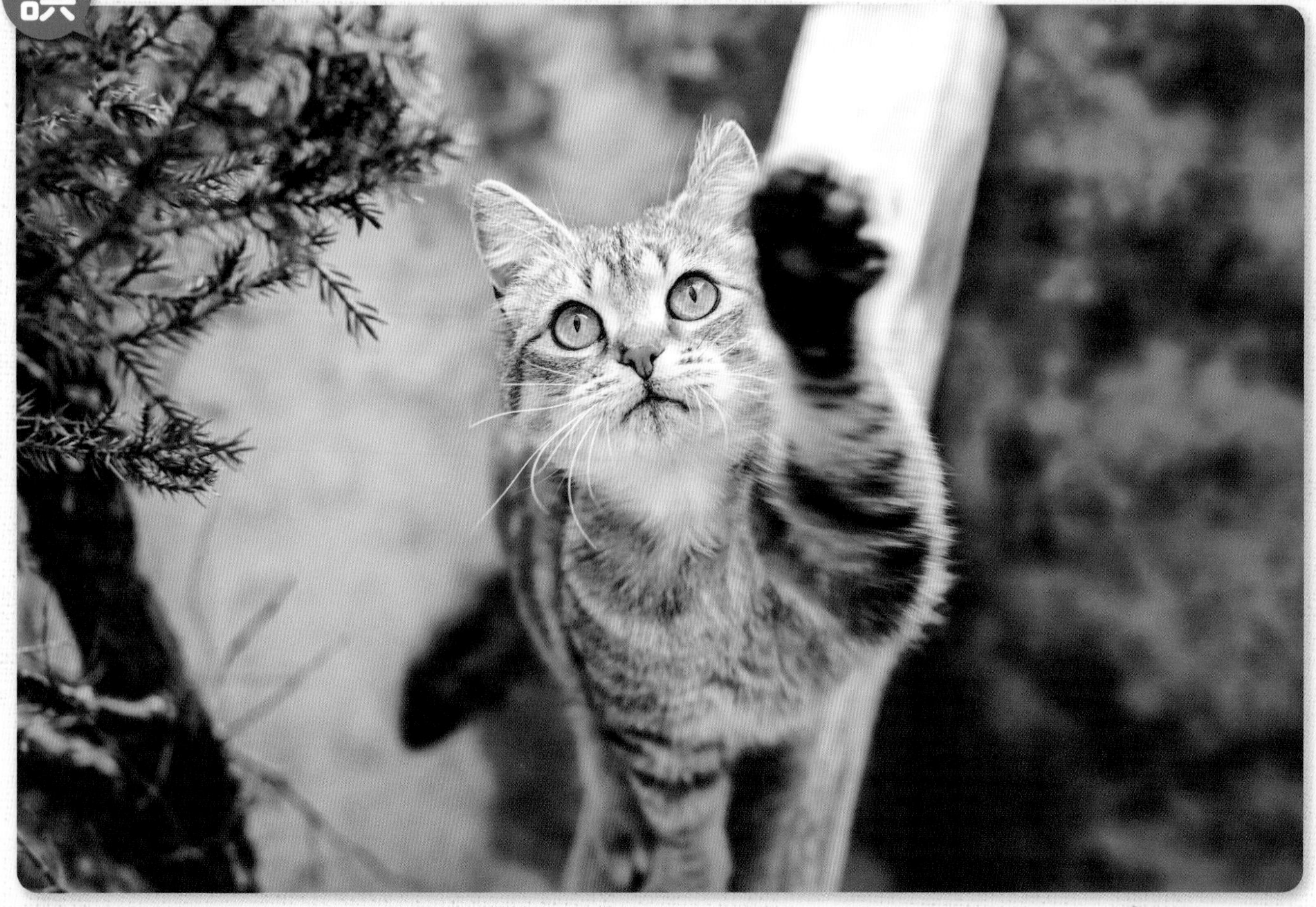

➡解答は64ページ

7 けんか見物ねこ

（あー、やっぱり
ママが強いにゃ）

1分で見つけた数	個
全部見つけるまでの時間	分　秒

正

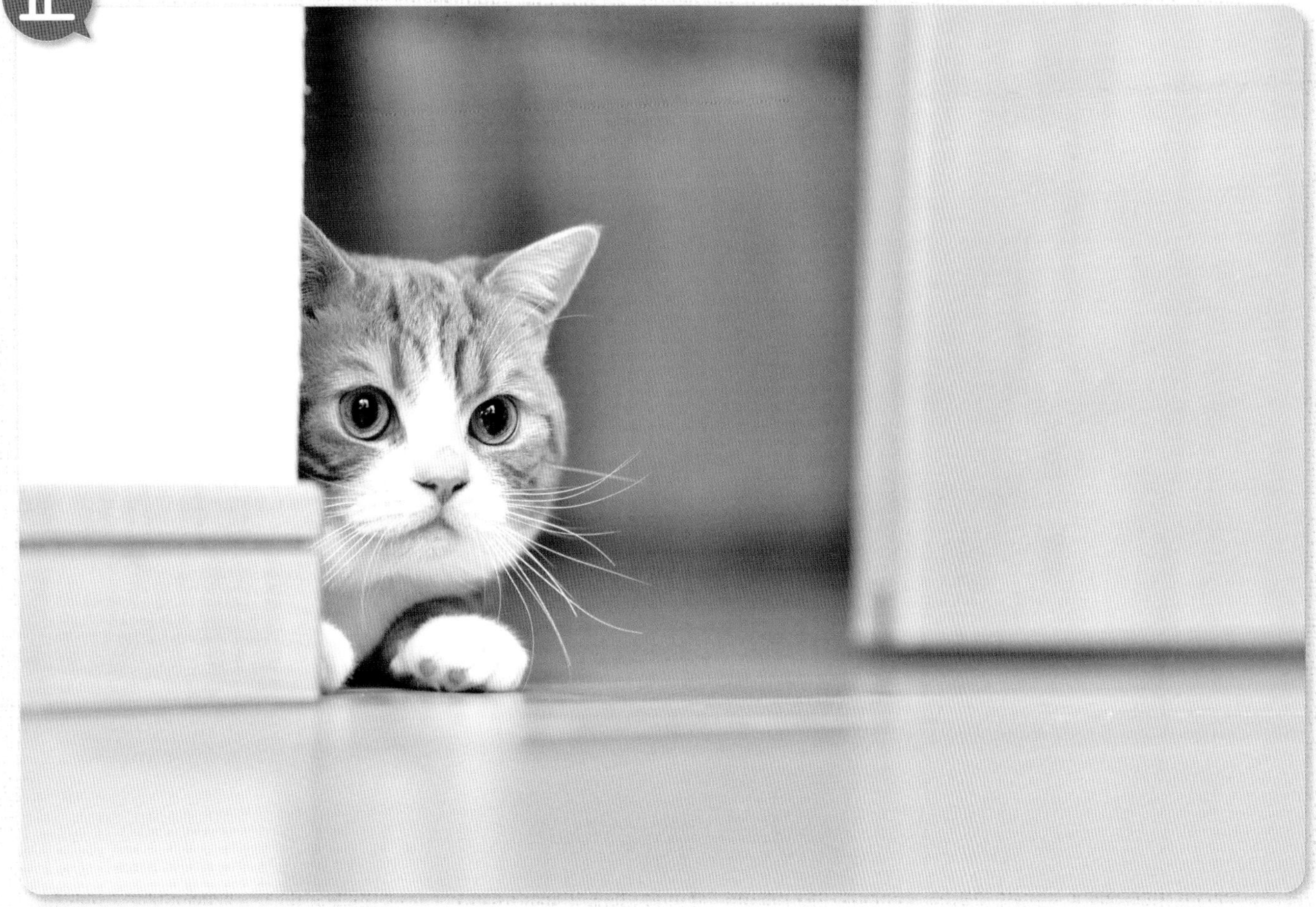

誤　まちがいは５つ。１分で探してにゃ。

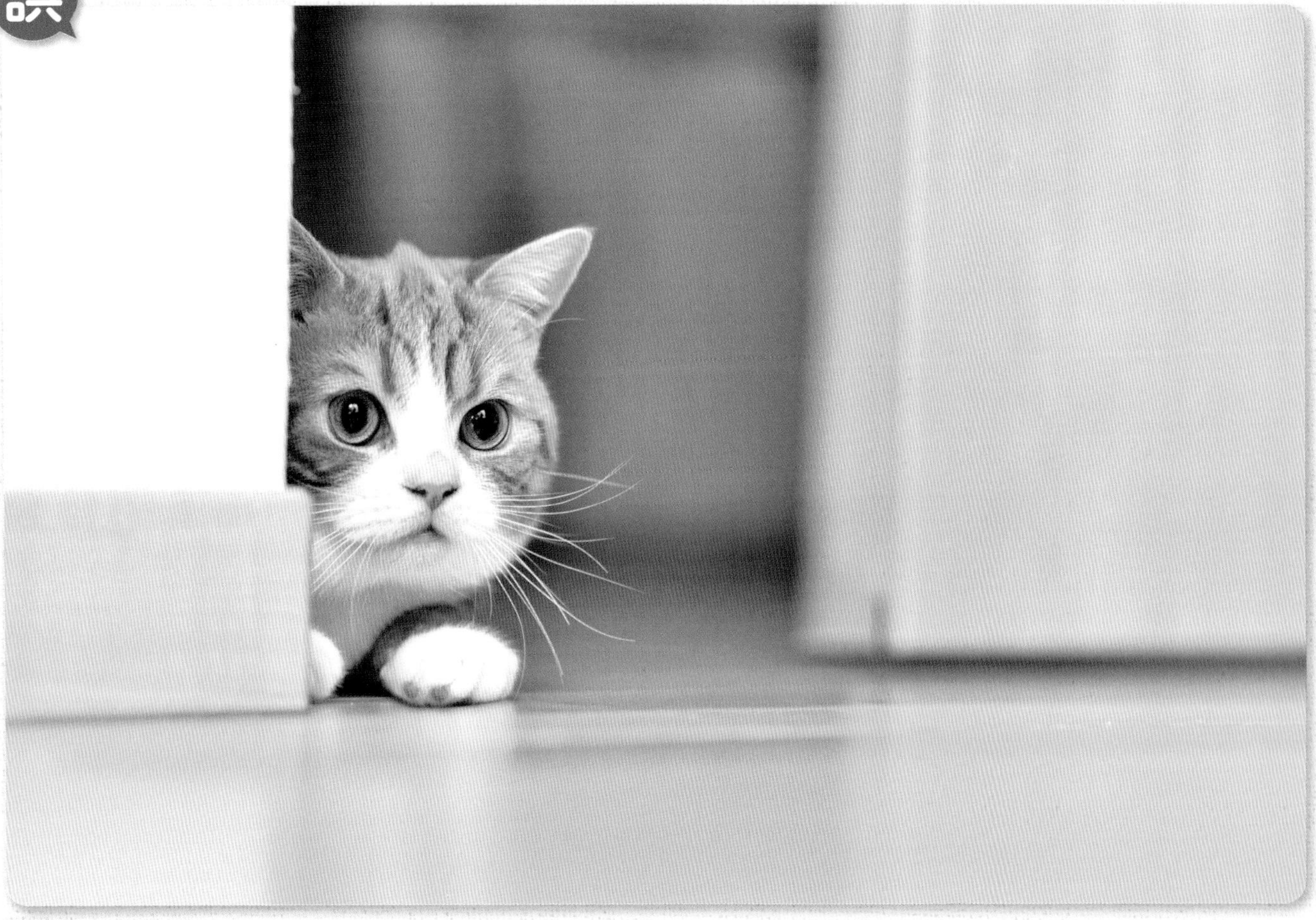

➡解答は64ページ

8 あっさりねこ

1分で見つけた数	個
全部見つけるまでの時間	分　秒

オレに構わず逃げるんだ

はーい

正

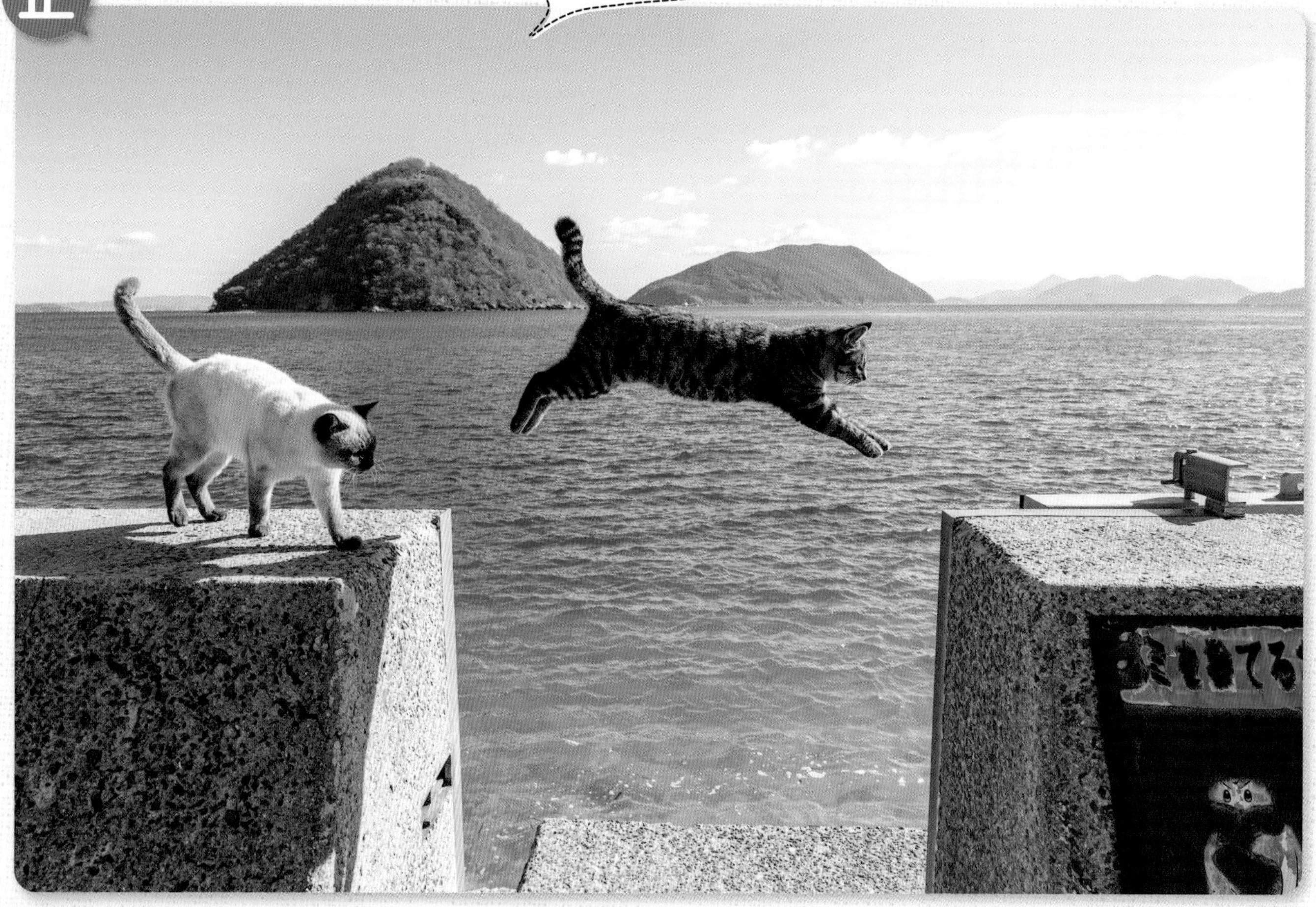

誤　まちがいは５つ。１分で探してにゃ。

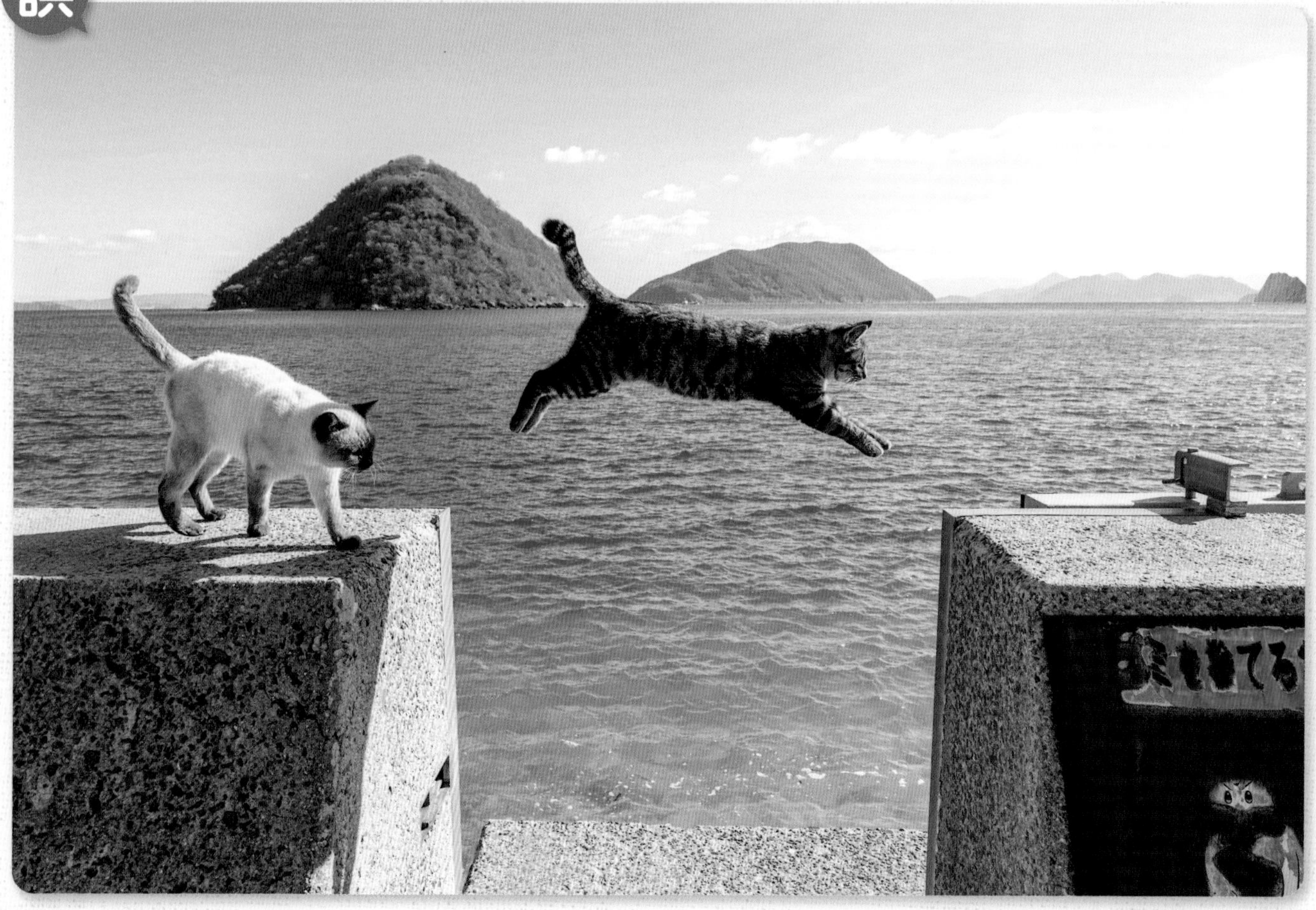

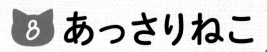

➡解答は65ページ

9 おはようねこ

今日も1日
がんばっていこうにゃ！

1分で見つけた数	個
全部見つけるまでの時間	分　秒

正

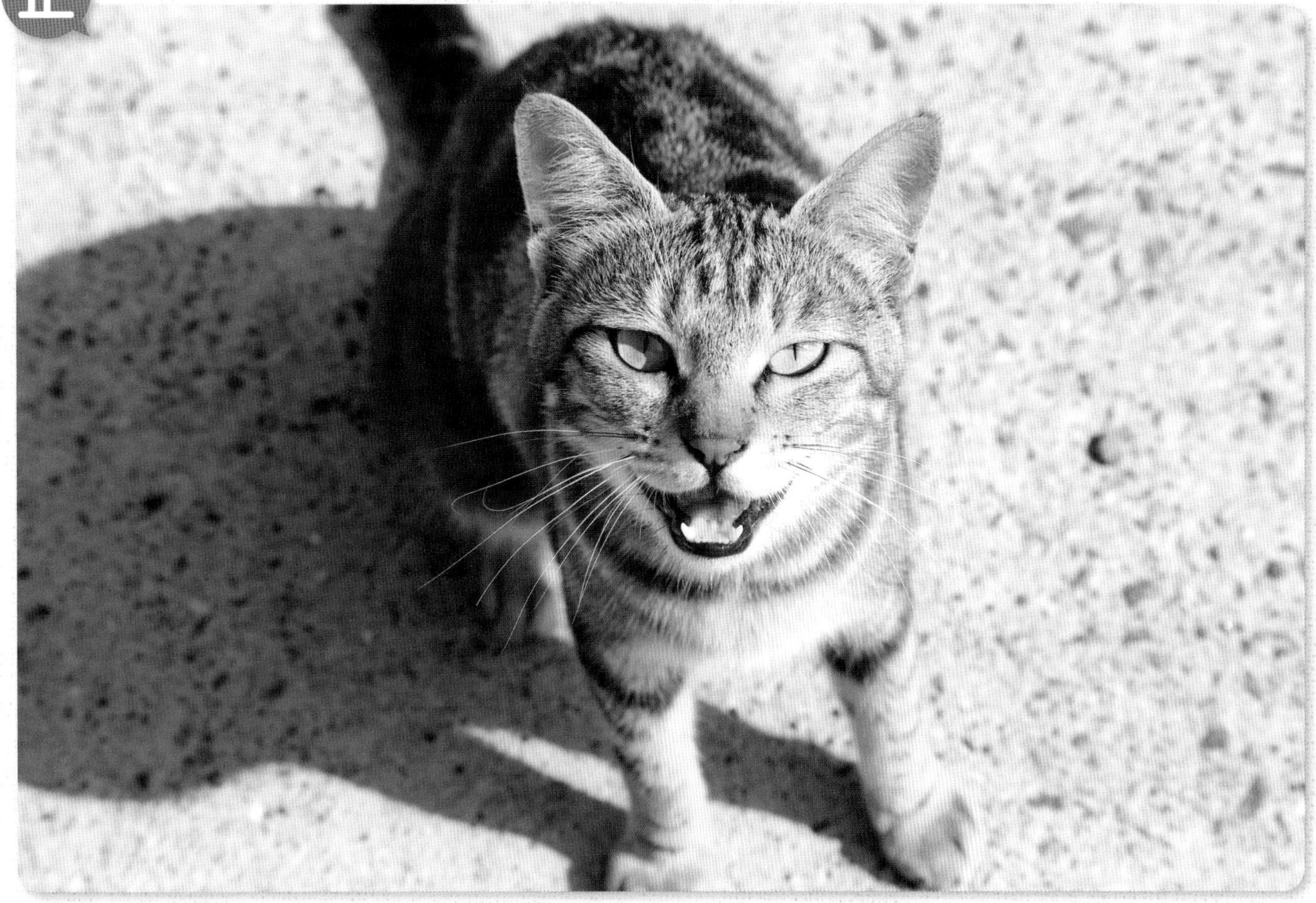

誤　まちがいは5つ。1分で探してにゃ。

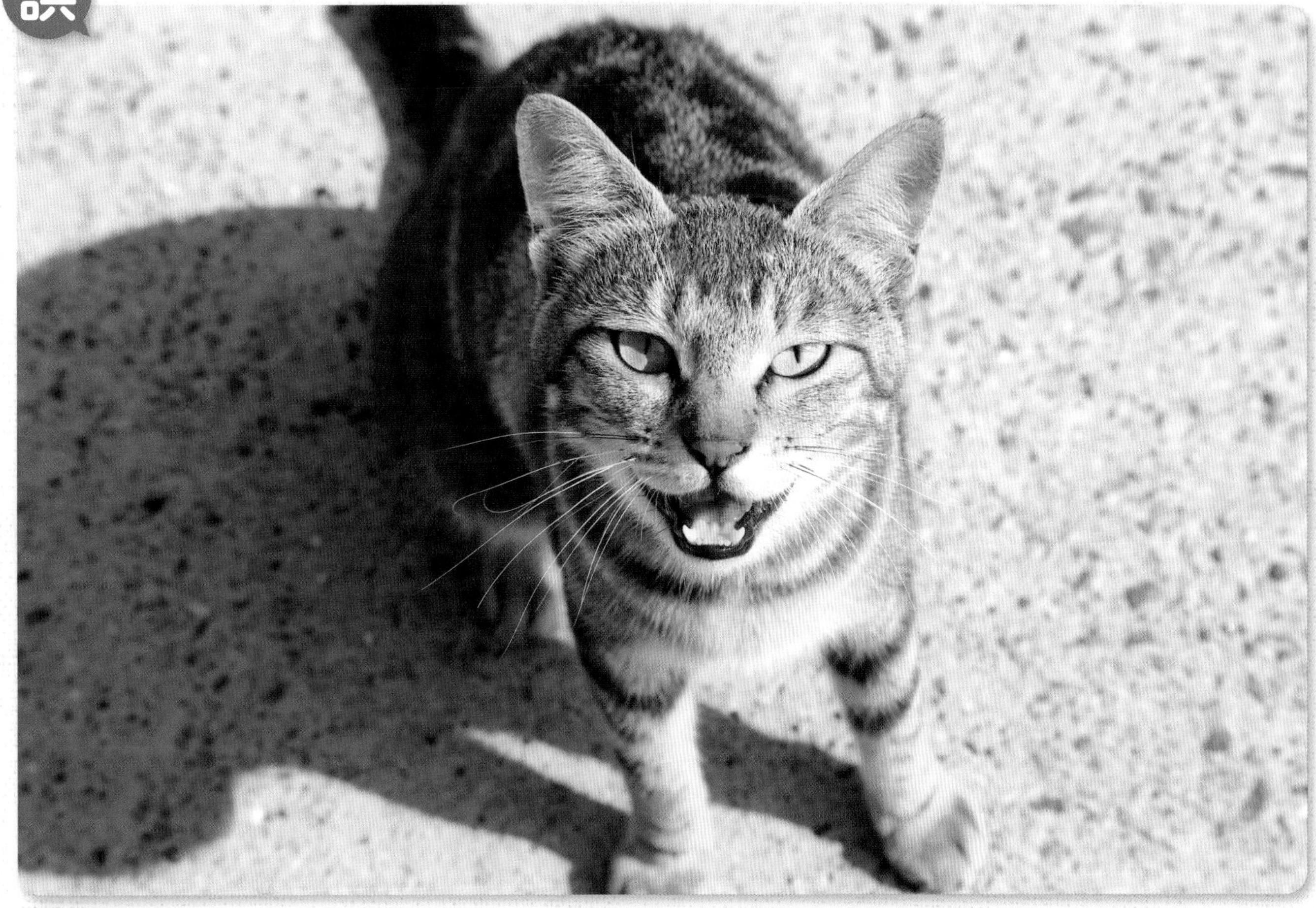

➡解答は65ページ

10 つまみぐいねこ

口におやつがついてる？
……。これは、
お、おしゃれにゃ

1分で見つけた数	個
全部見つけるまでの時間	分　秒

正

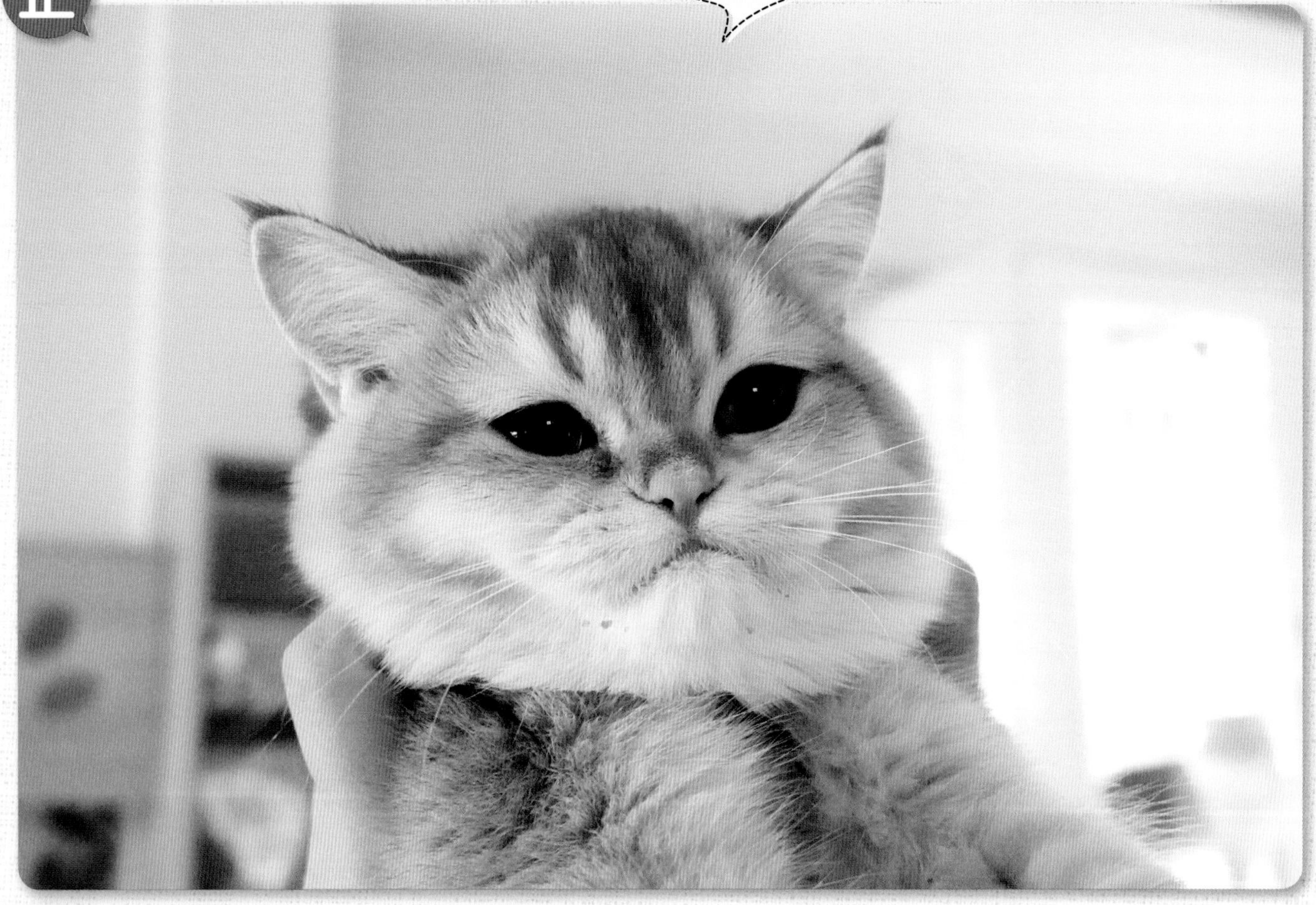

誤　まちがいは５つ。１分で探してにゃ。

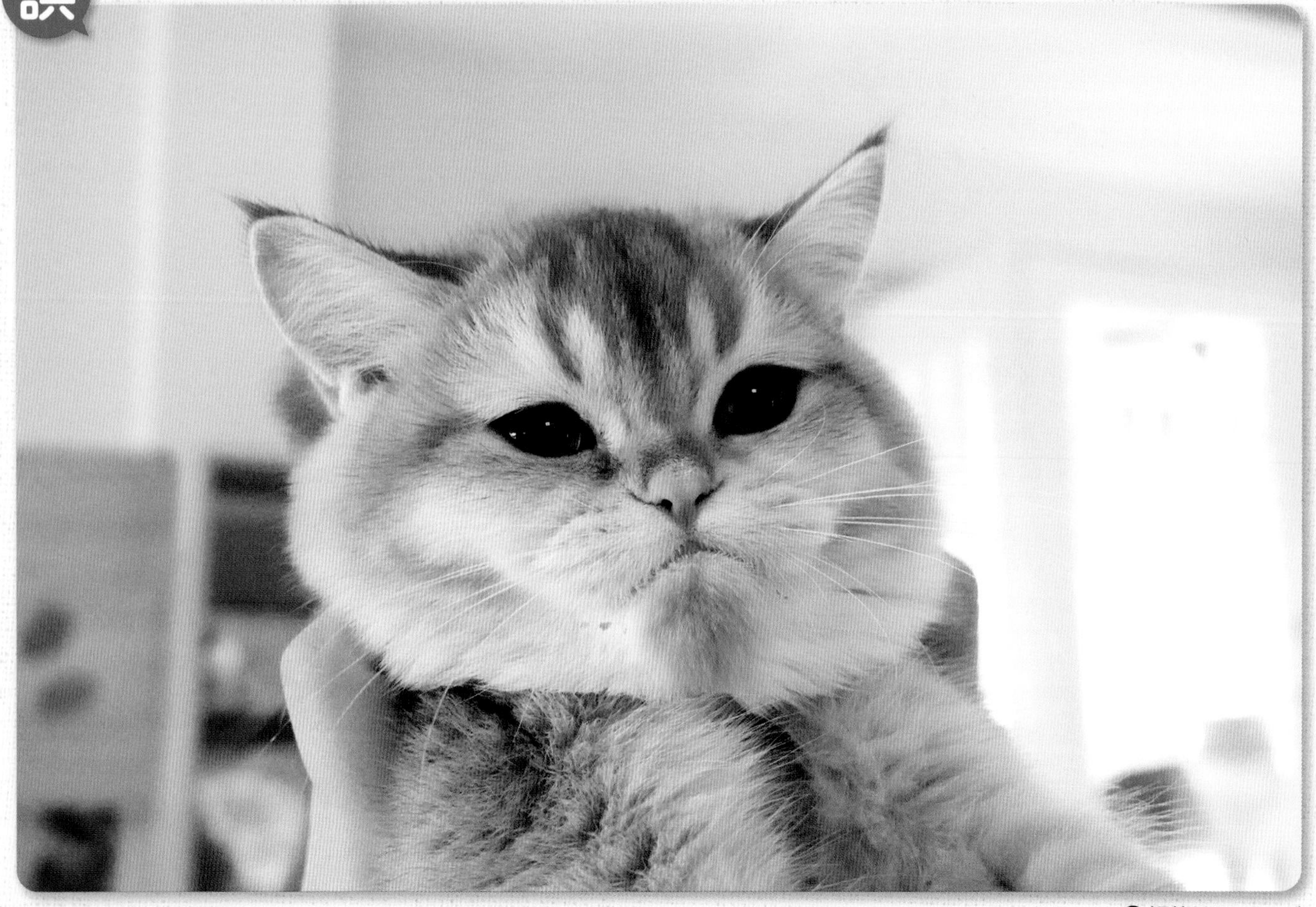

➡解答は65ページ

11 テレビで ストレッチねこ

ねこのポーズ？
こうかな？

1分で見つけた数	個
全部見つけるまでの時間	分　秒

正

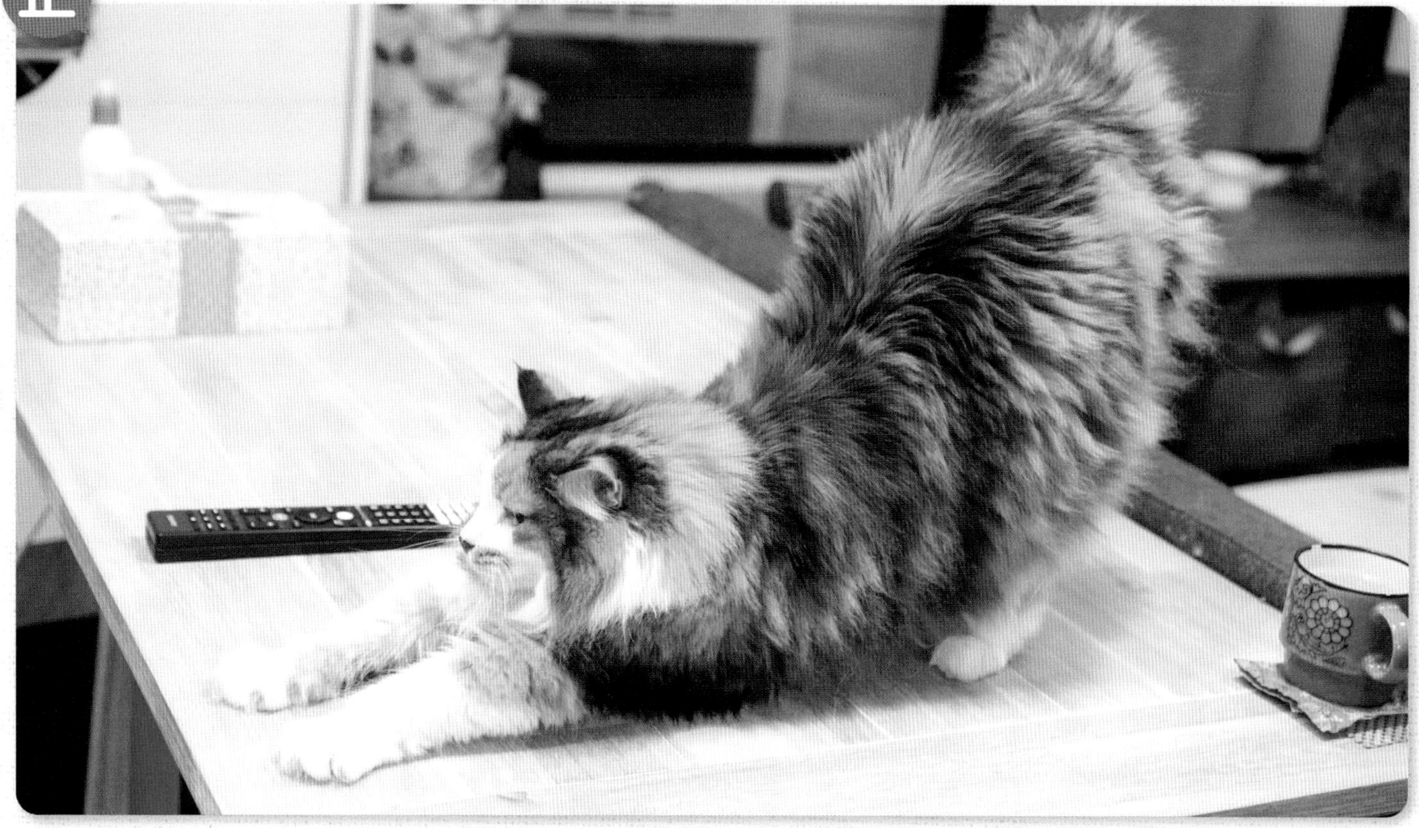

誤

まちがいは 5 つ。1 分で探してにゃ。

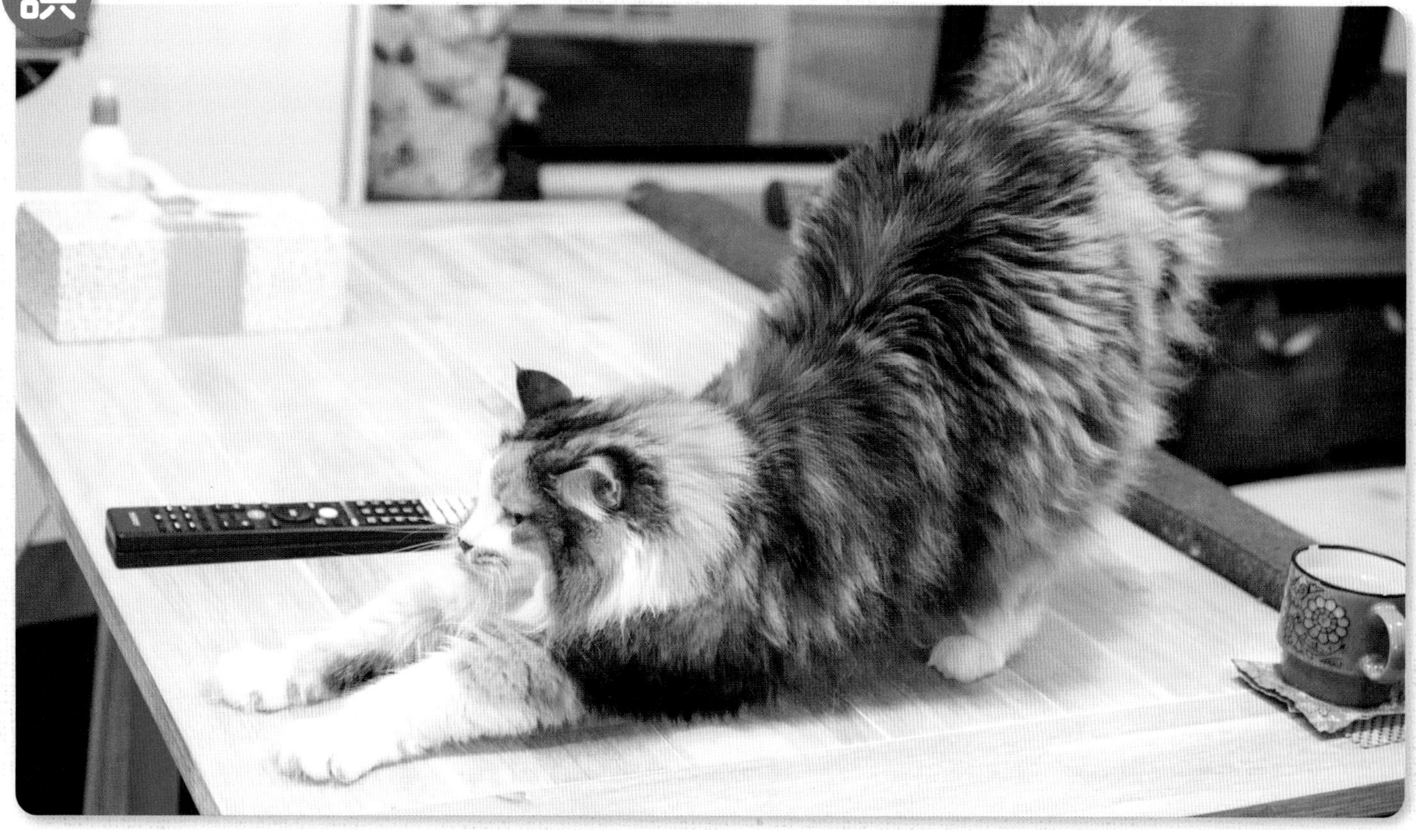

➡解答は65ページ

12 お医者さんごっこねこ

痛かったら
右手あげてくださいね〜

1分で見つけた数	個
全部見つけるまでの時間	分　秒

正

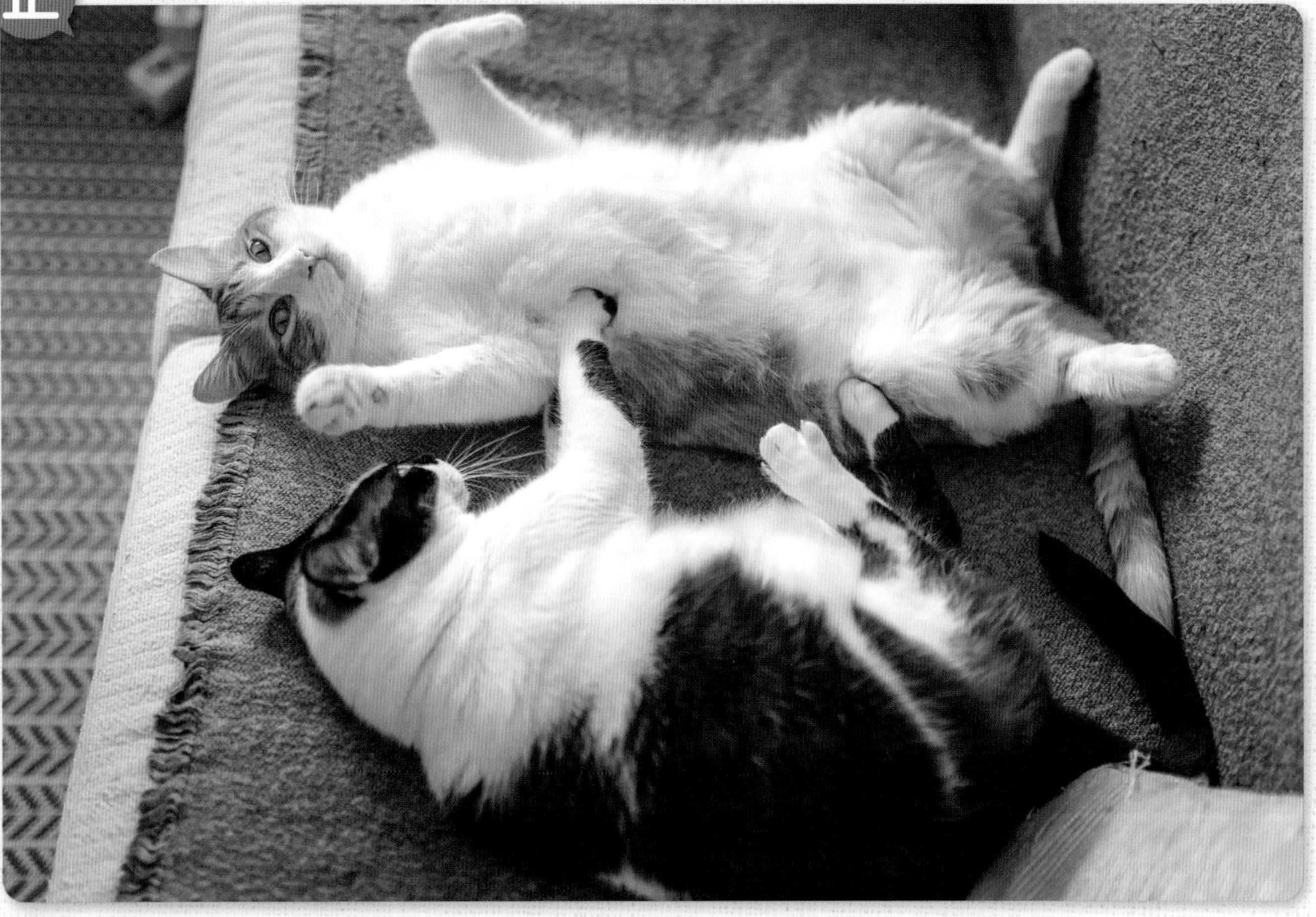

誤　まちがいは5つ。1分で探してにゃ。

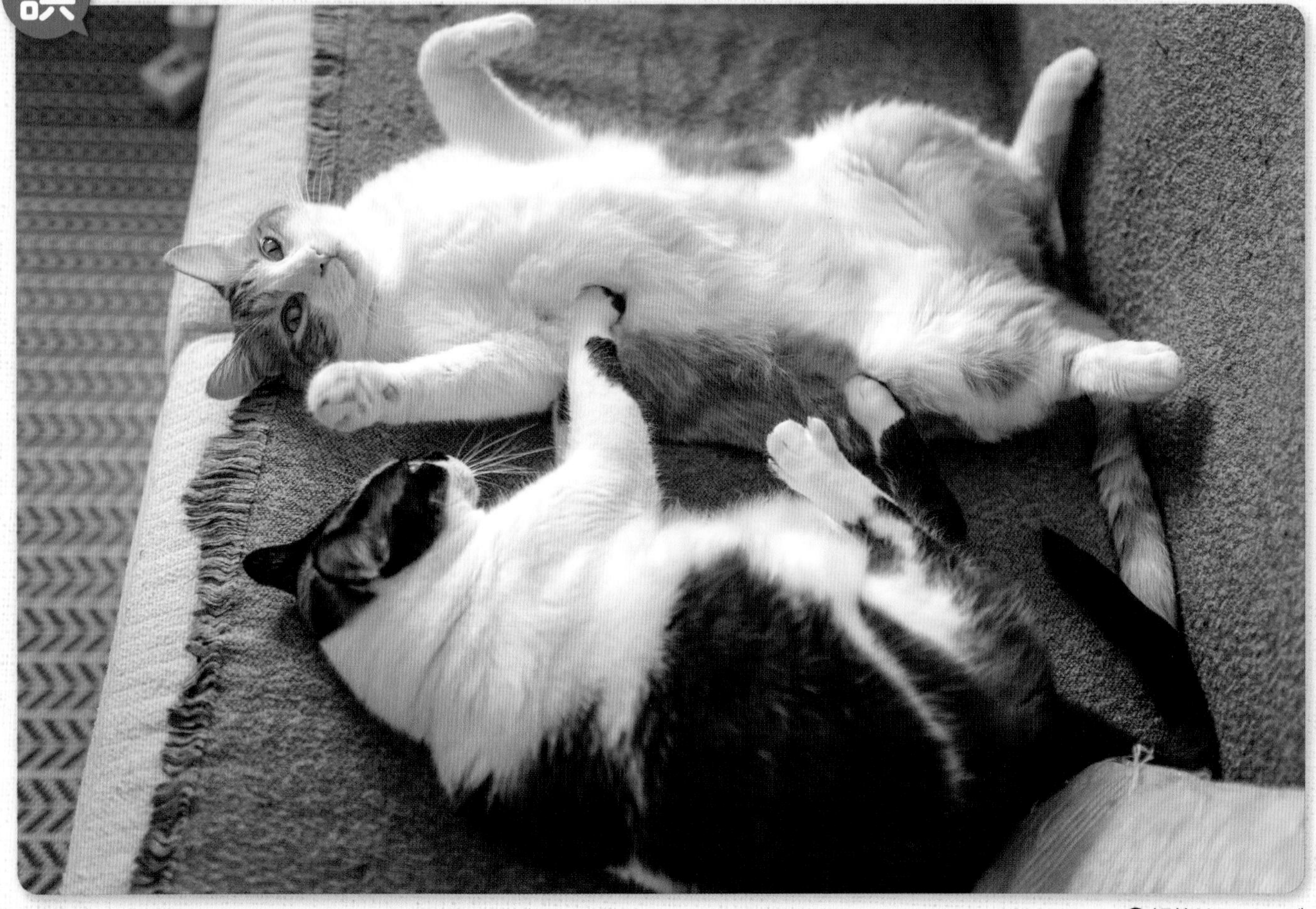

➡解答は65ページ

13 ウキウキねこ

障子破りするの?!
わたしも手伝うにゃ！

1分で見つけた数	個
全部見つけるまでの時間	分　秒

正

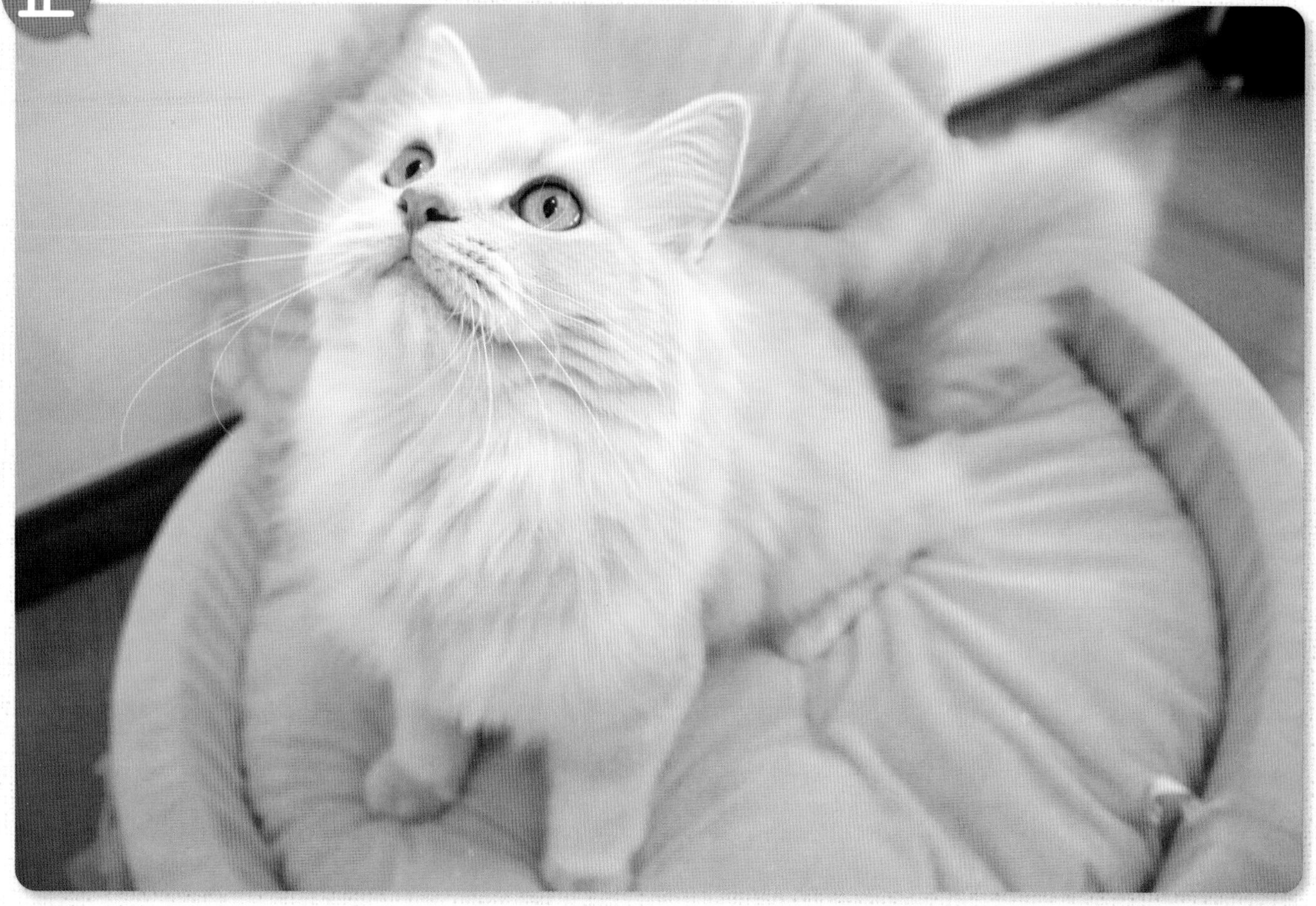

誤

まちがいは５つ。１分で探してにゃ。

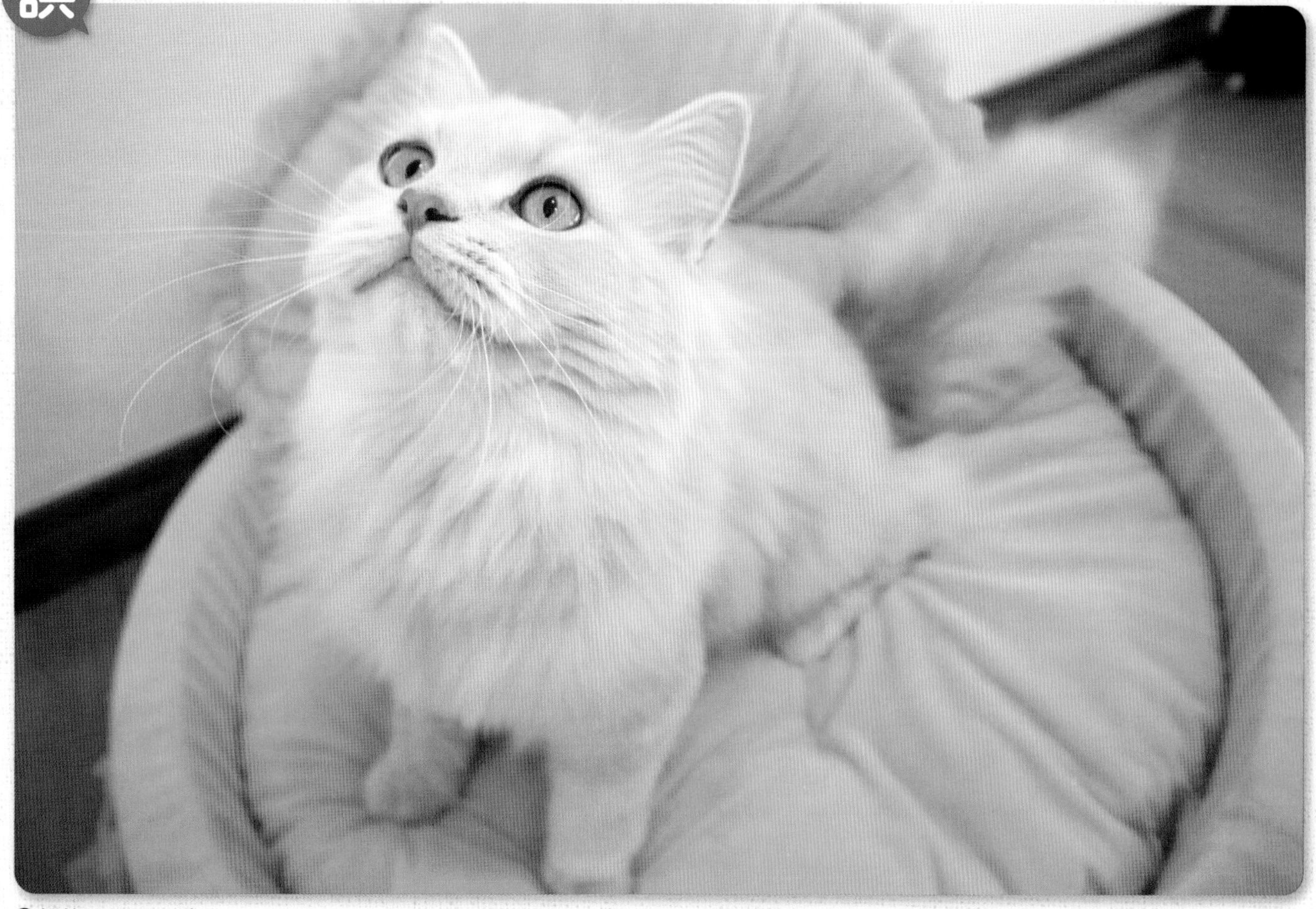

➡解答は65ページ

14 耳ツボねこ

お客さん
耳疲れてますね～

あ、
もう寝てる

1分で見つけた数	個
全部見つけるまでの時間	分　秒

正

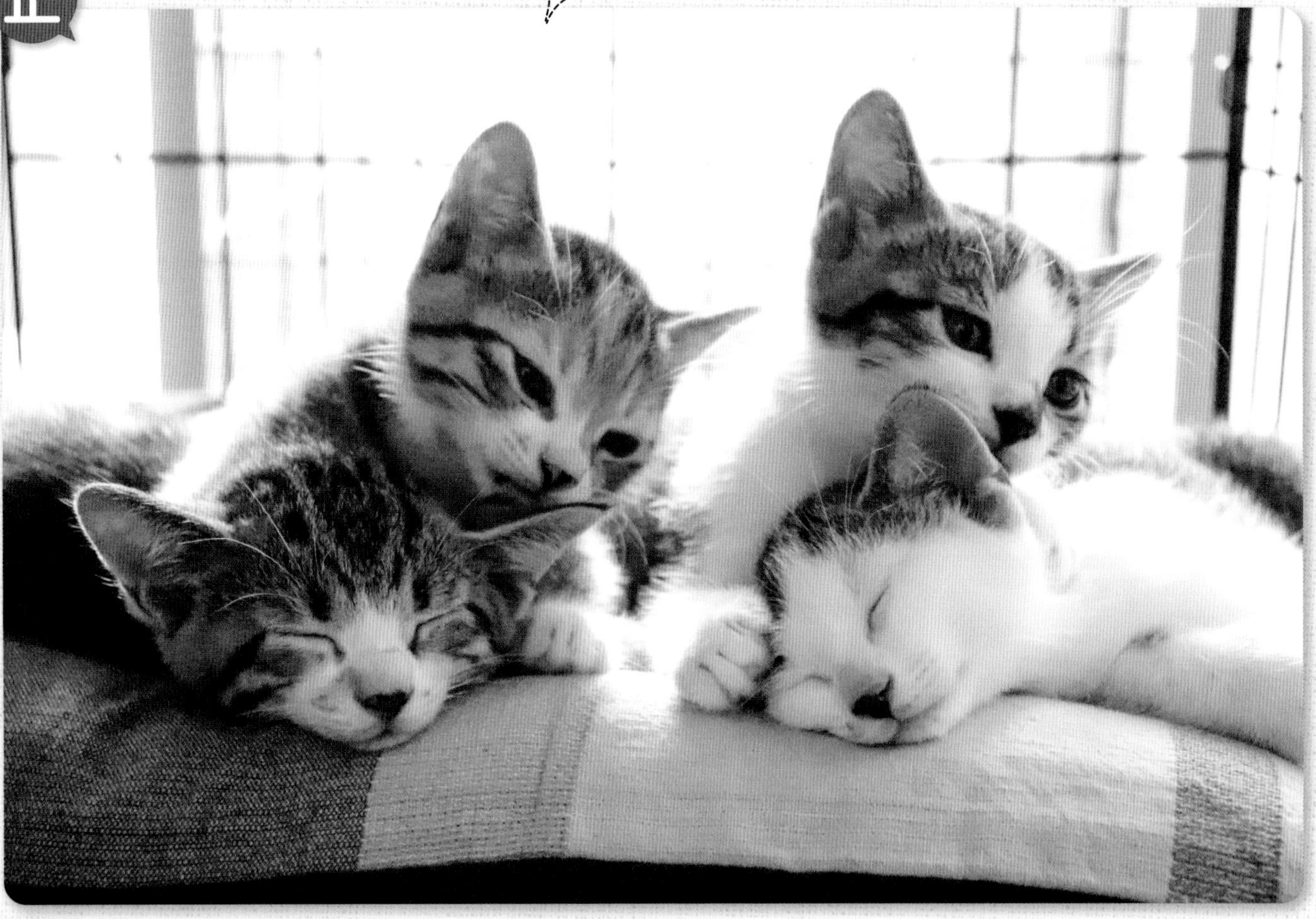

誤　まちがいは5つ。1分で探してにゃ。

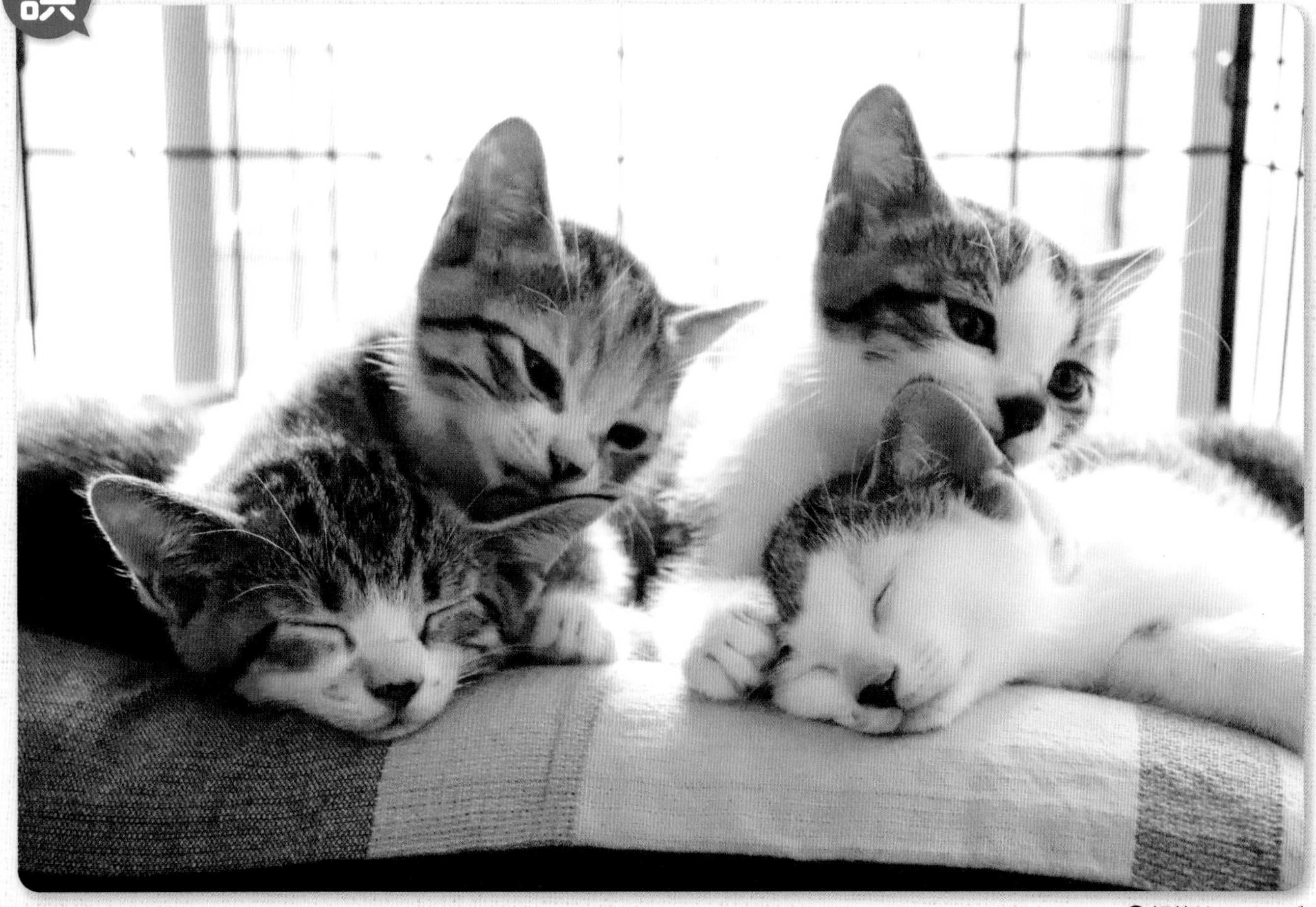

➡解答は65ページ

15 ドッキリねこ

ワッ!!!　ふふふ…
ビックリした？

1分で見つけた数	個
全部見つけるまでの時間	分　秒

正

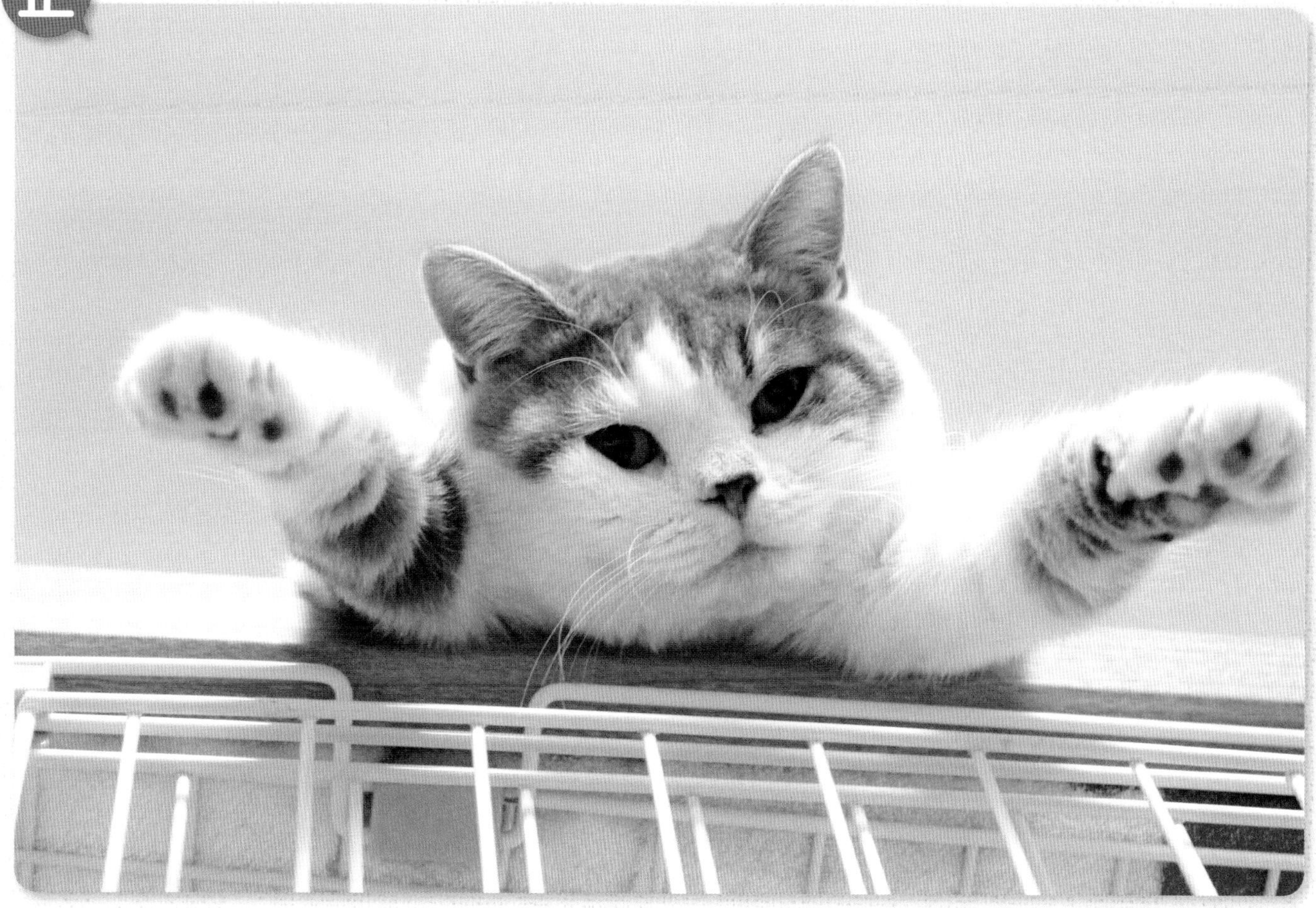

誤　まちがいは5つ。1分で探してにゃ。

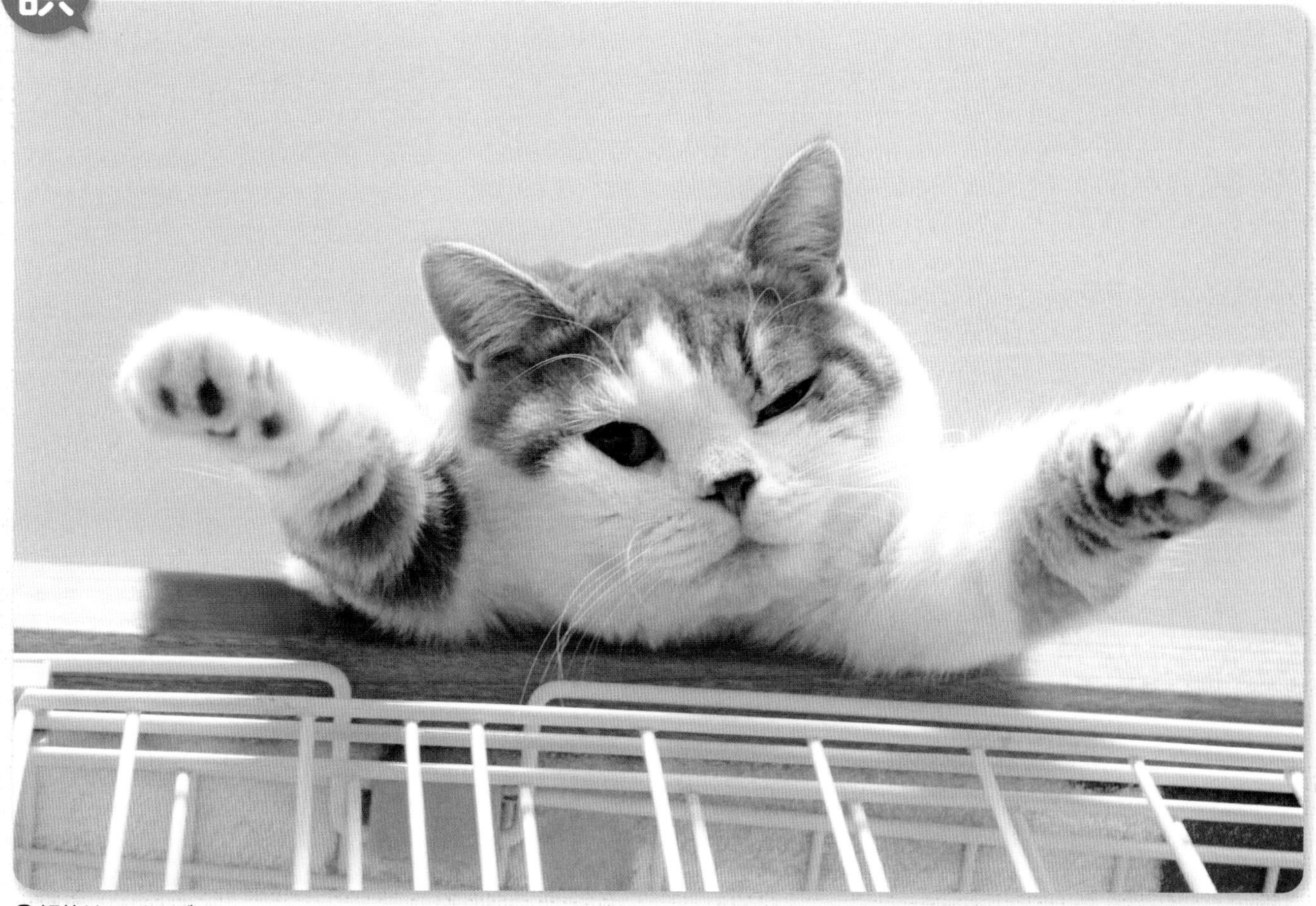

➡解答は65ページ

16 屋根裏警備ねこ

ネズミさんなし！
侵入者なし！　よし!!

1分で見つけた数	個
全部見つけるまでの時間	分　秒

正

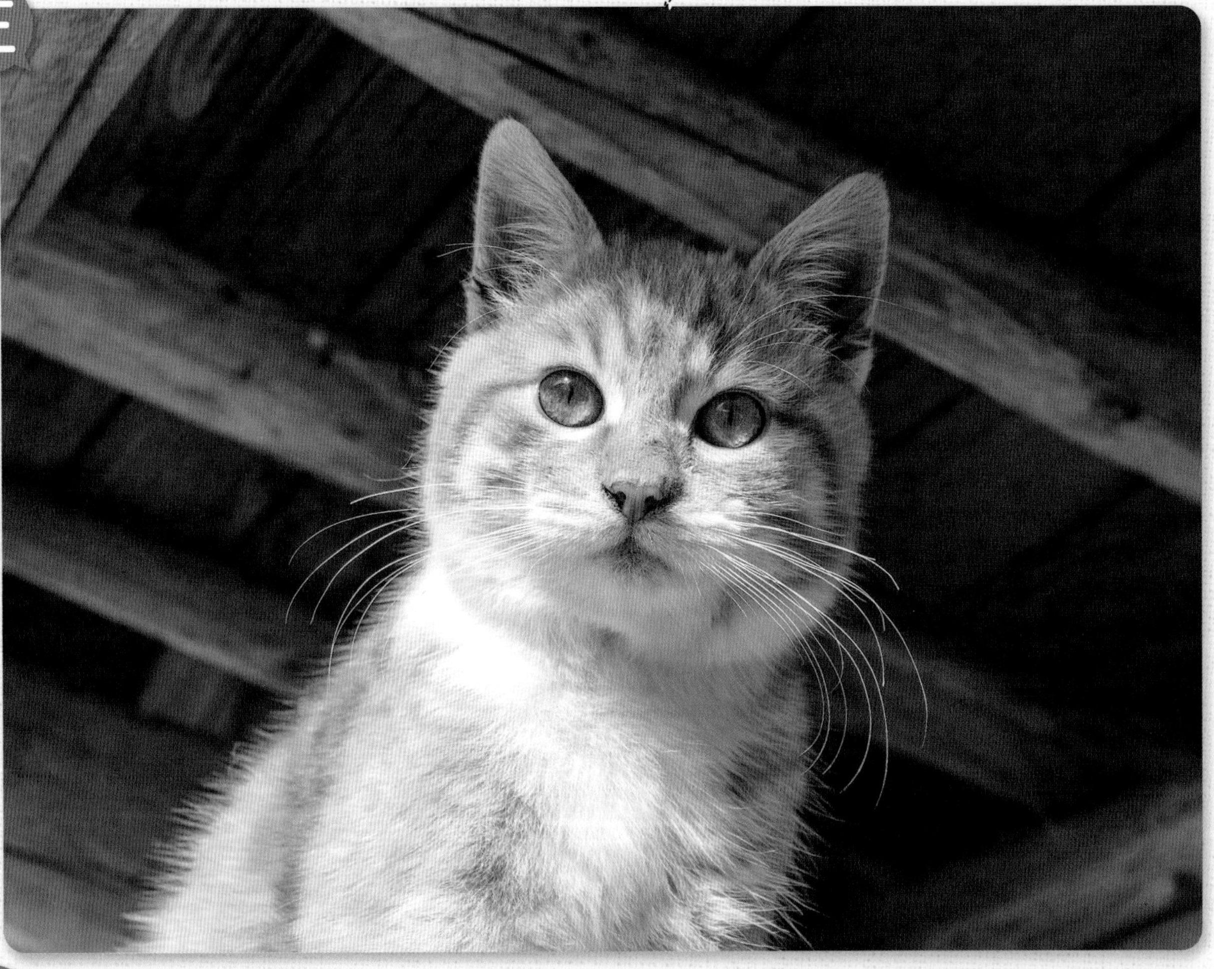

誤

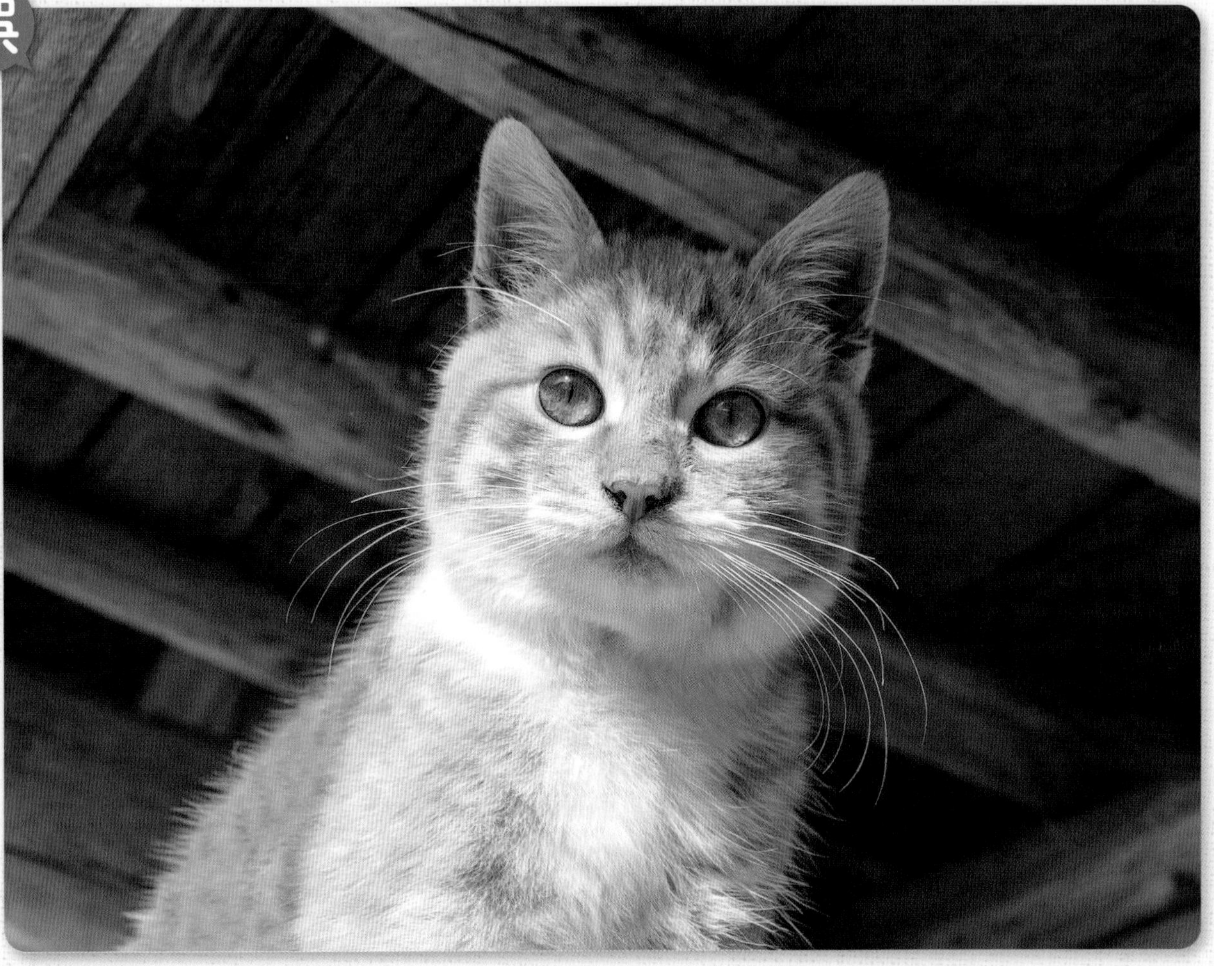

まちがいは5つ。1分で探してにゃ。

➡解答は66ページ

17 おねだりマシマシねこ

鏡に映ったキュートなお顔で
おねだり効果も２倍にゃ

1分で見つけた数	個
全部見つけるまでの時間	分　秒

正

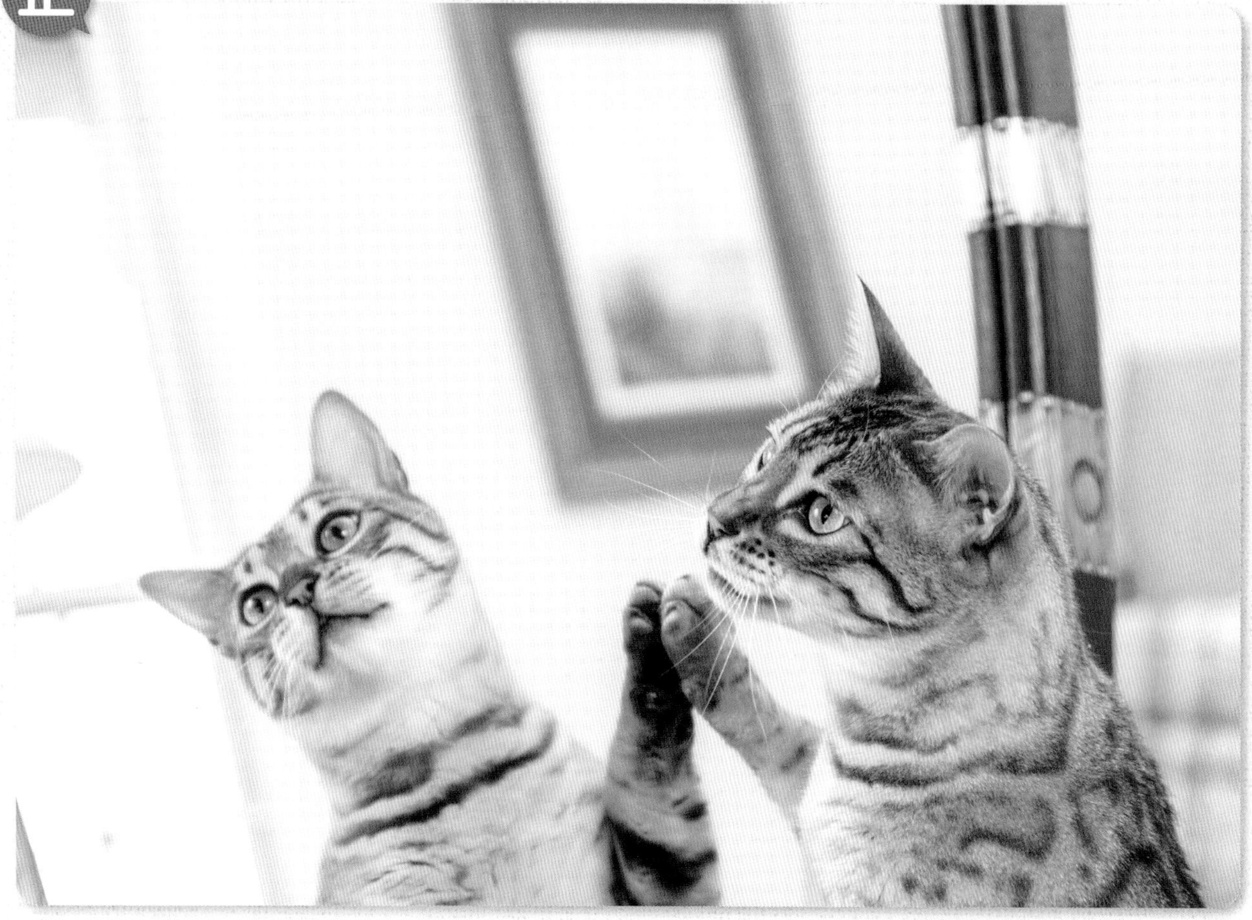

誤　まちがいは５つ。１分で探してにゃ。

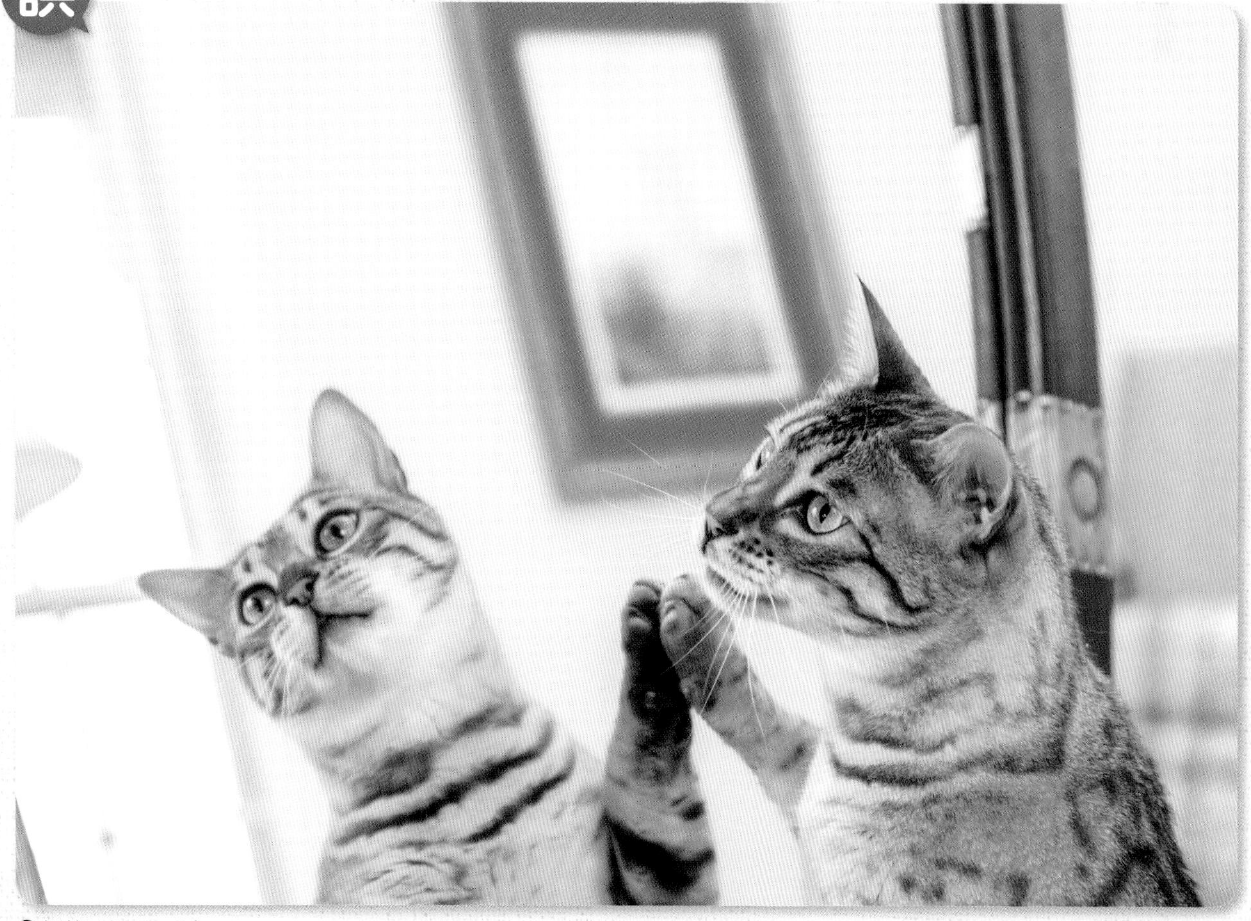

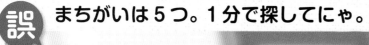

➡解答は66ページ

18 頼りになるねこ

サンタさん
寝坊してるので、
代理やるにゃ

1分で見つけた数	個
全部見つけるまでの時間	分　秒

正

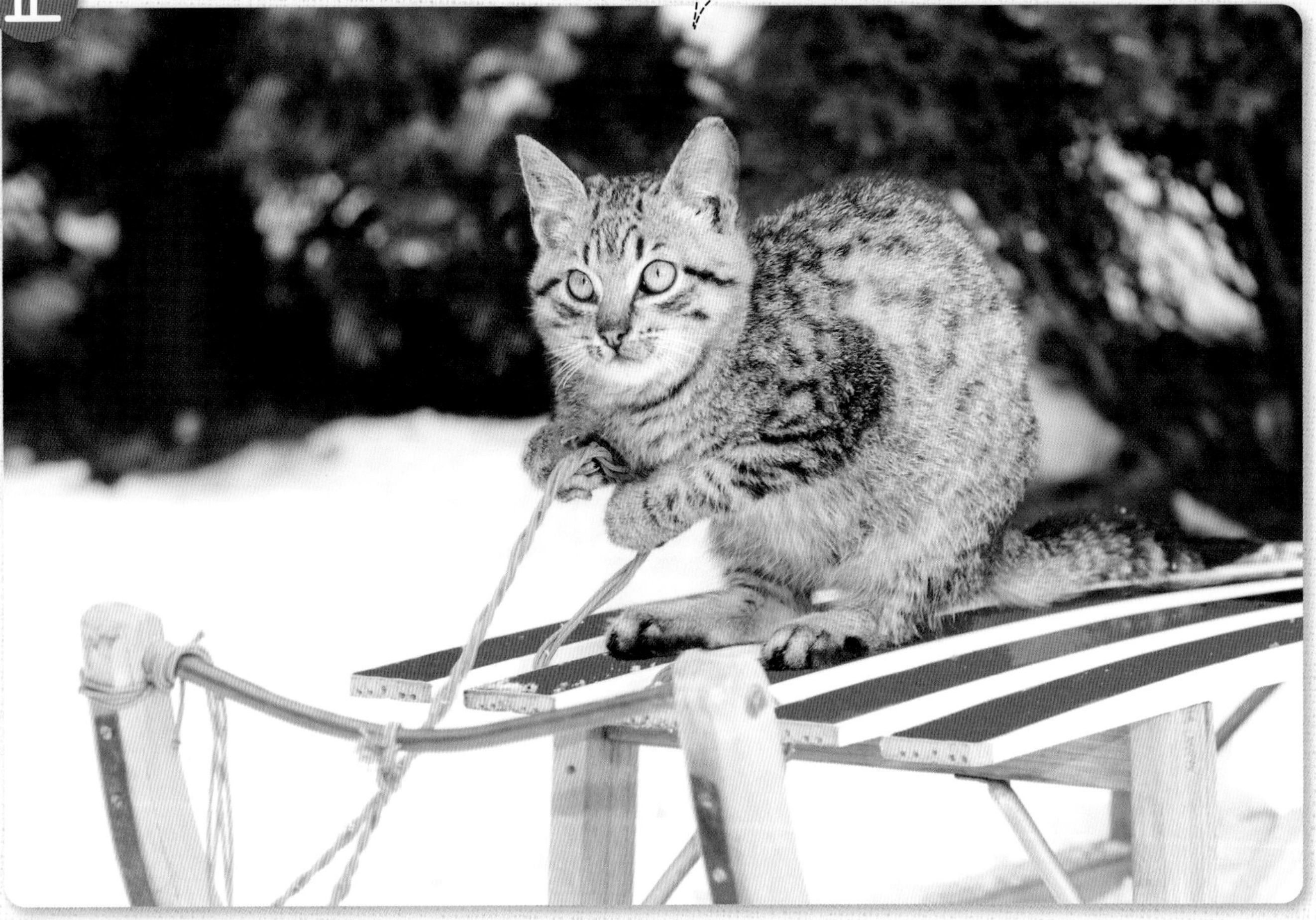

誤　まちがいは5つ。1分で探してにゃ。

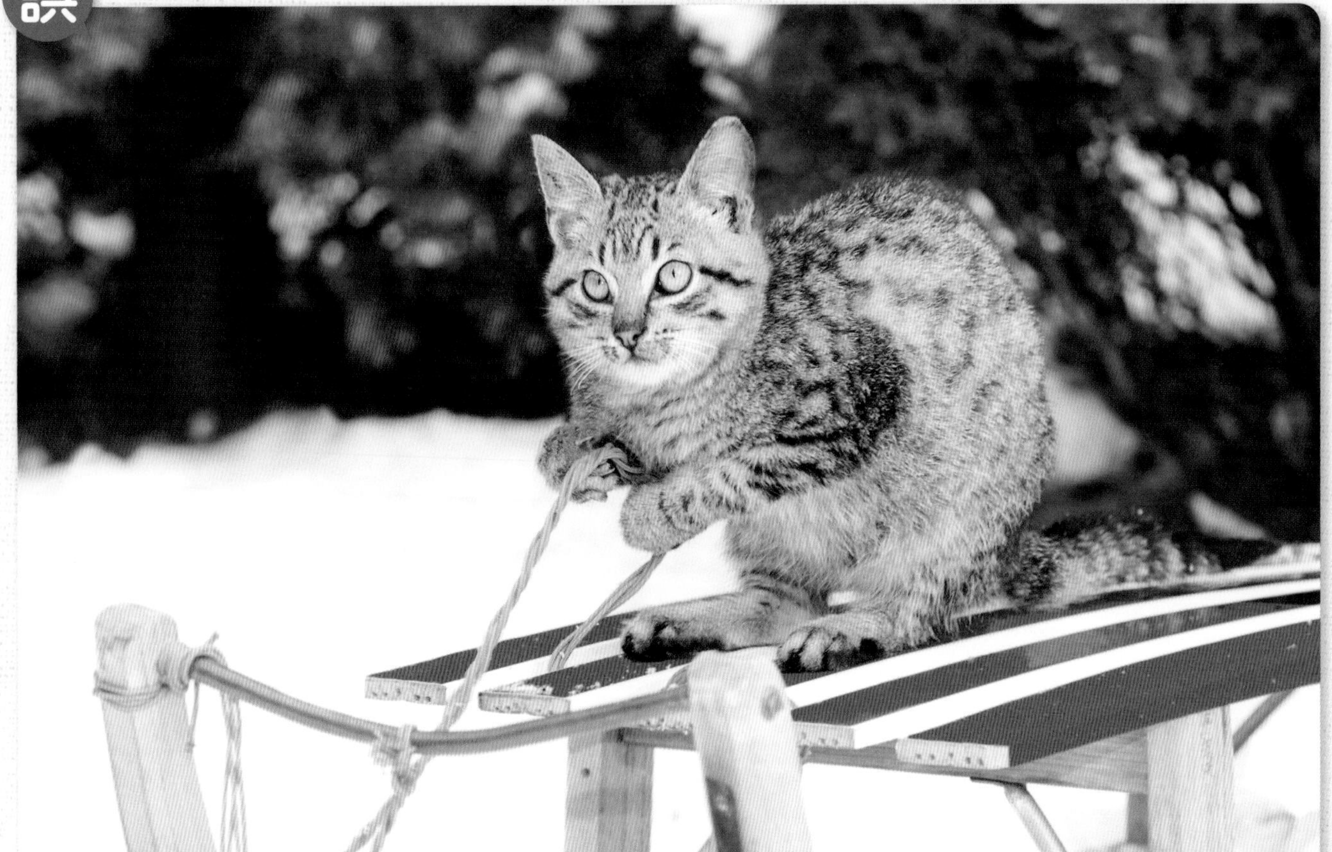

➡解答は66ページ

19 もっとおねだりにゃんこ

あの…
ダイヤの首輪は？

1分で見つけた数	個
全部見つけるまでの時間	分　秒

正

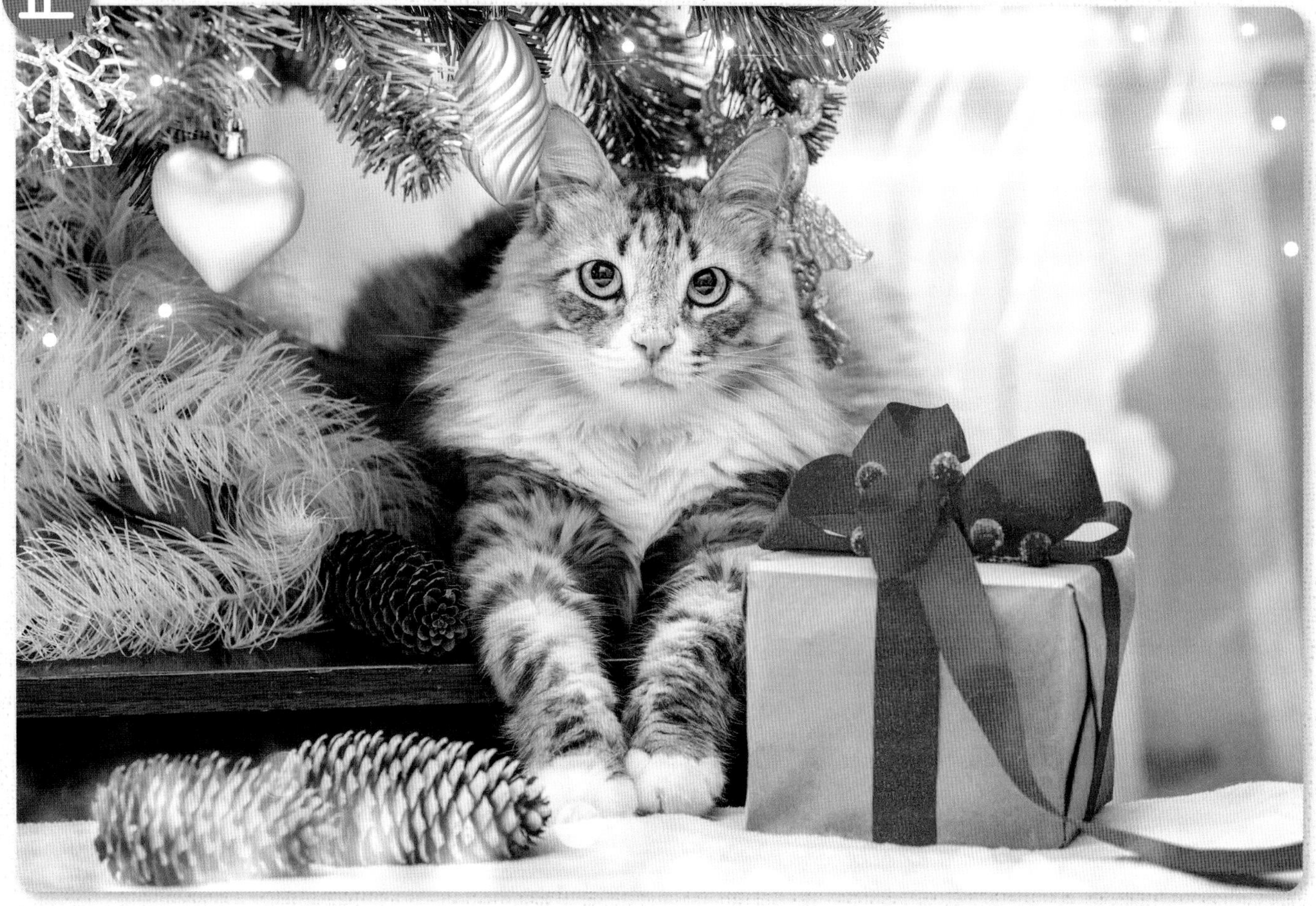

誤

まちがいは５つ。１分で探してにゃ。

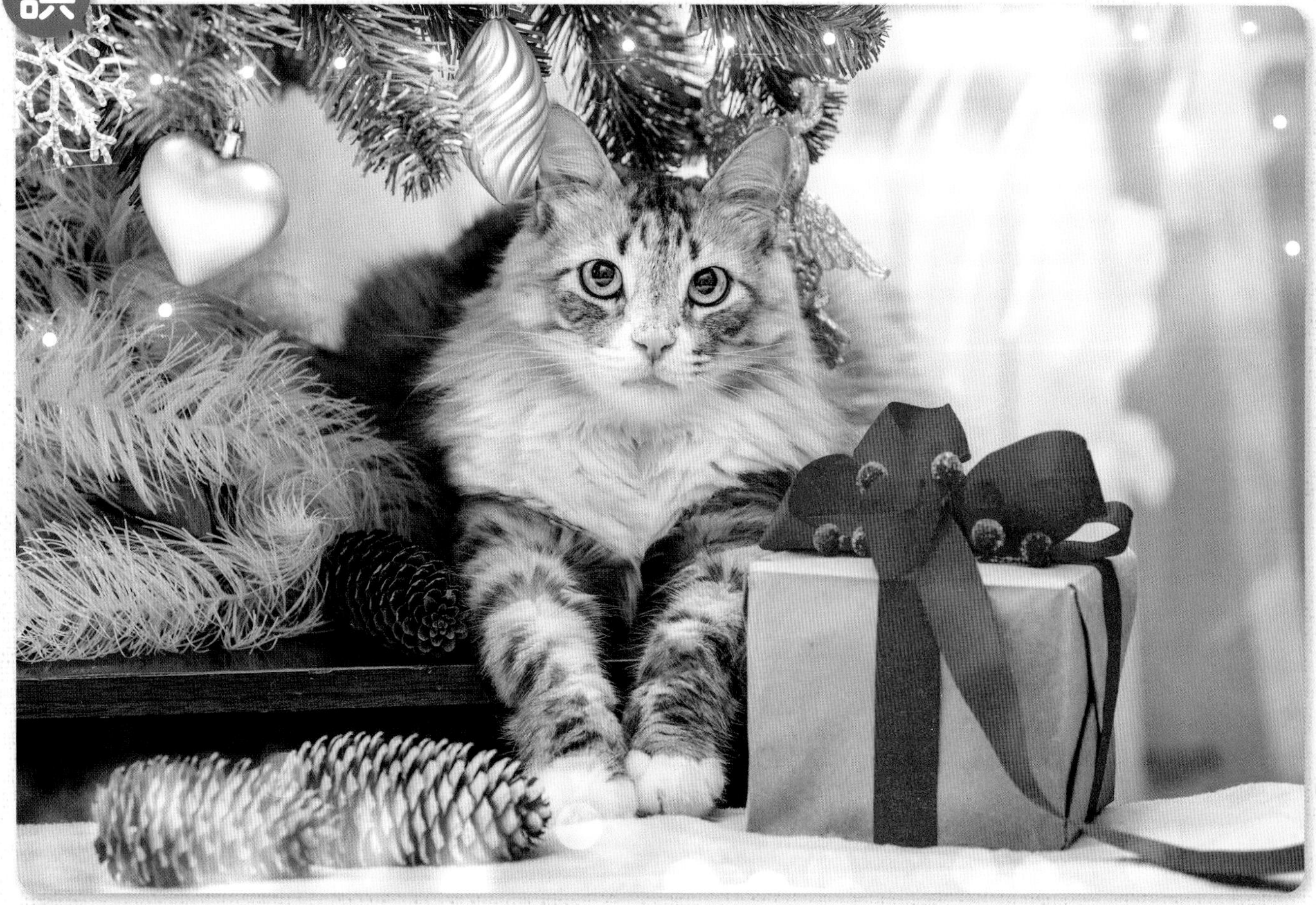

➡解答は66ページ

20 靴にはまったねこ

正

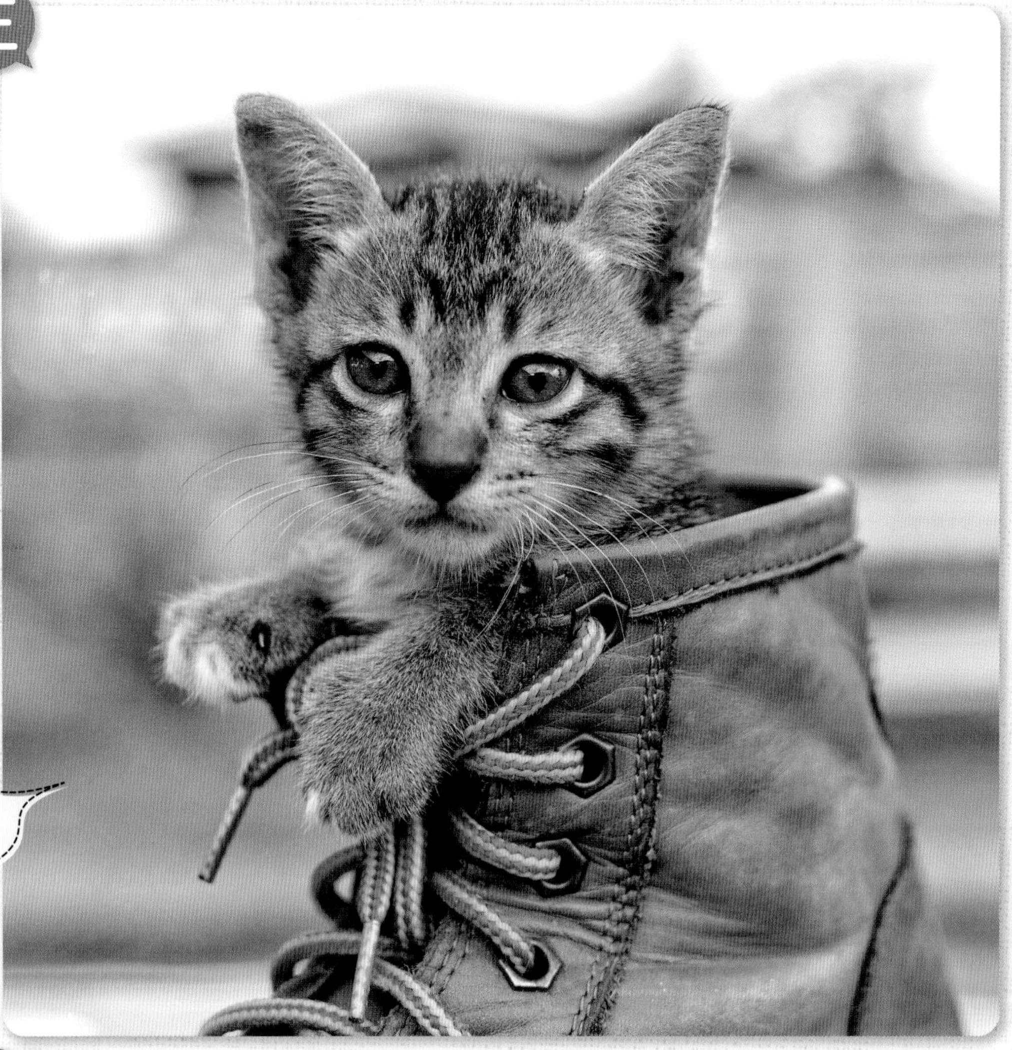

はじゅかし…っ

誤

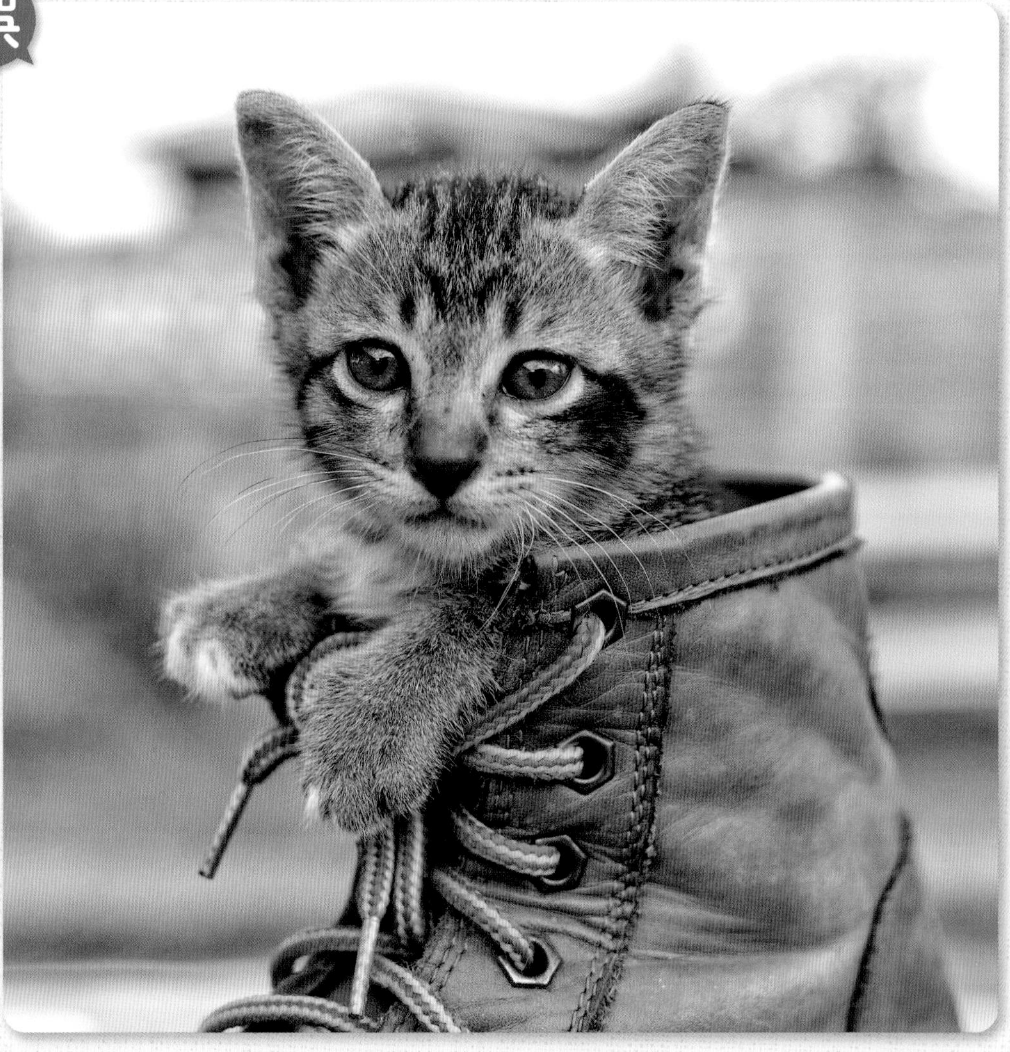

まちがいは5つ。1分で探してにゃ。

1分で見つけた数	個
全部見つけるまでの時間	分　秒

➡解答は66ページ

21 後は任せてねこ

いぬさんの失敗は
わたしがにゃんとか
するにゃ！

1分で見つけた数	個
全部見つけるまでの時間	分　秒

正

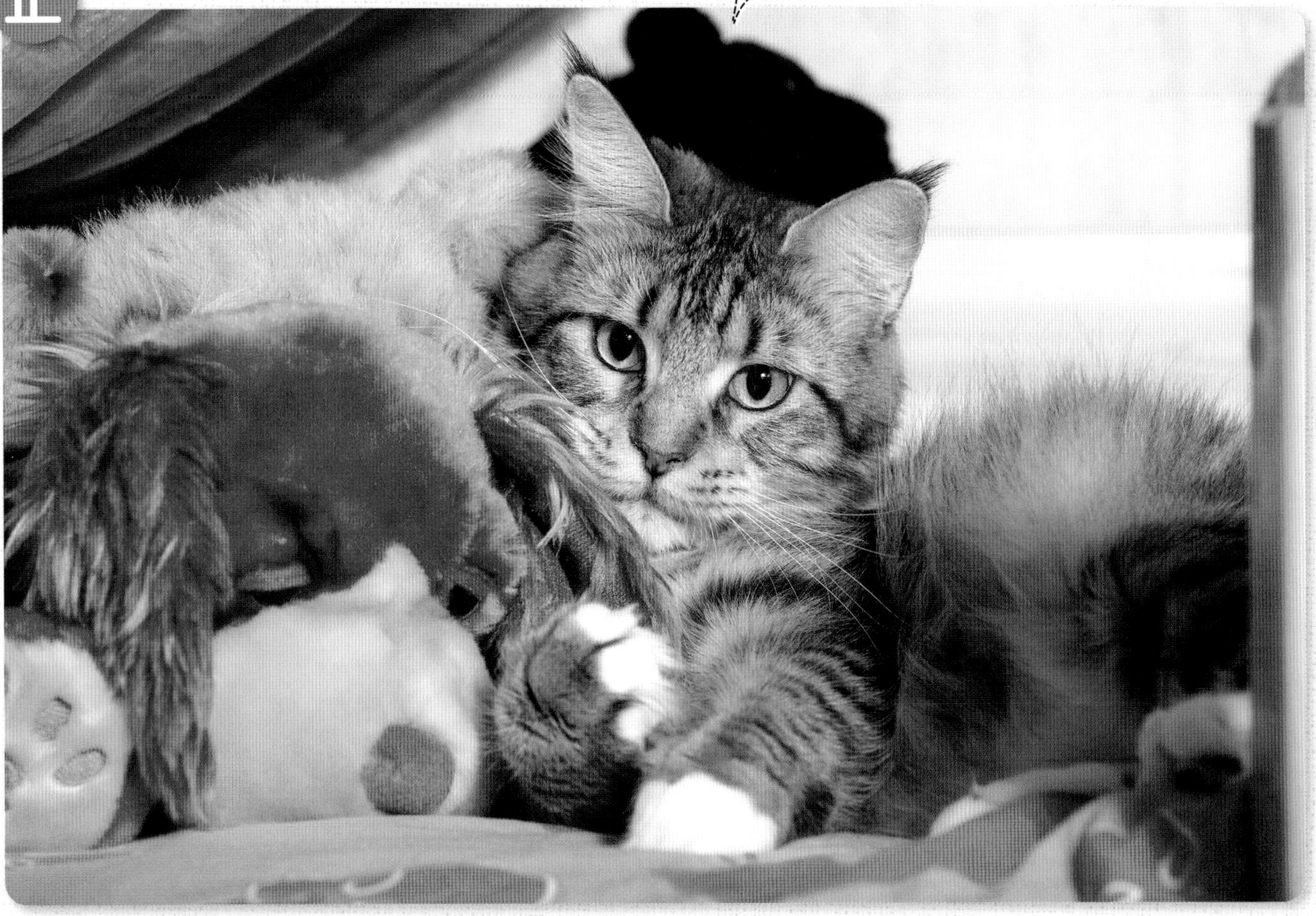

誤

まちがいは５つ。１分で探してにゃ。

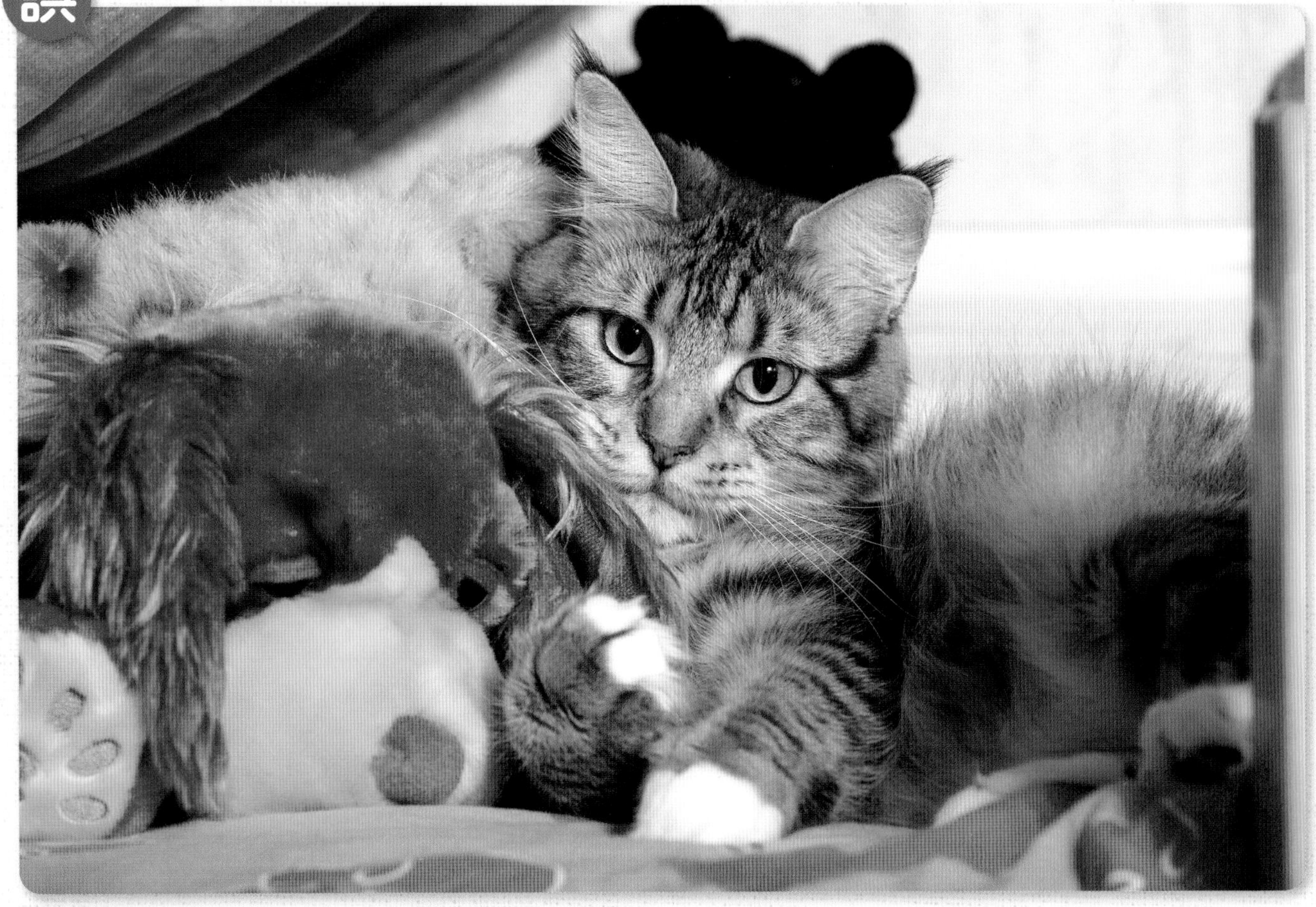

➡解答は66ページ

22

ジャンケン 1発勝負ねこ

最初はグーだからな！
後出しすんなよ

1分で見つけた数	個	
全部見つけるまでの時間	分	秒

正

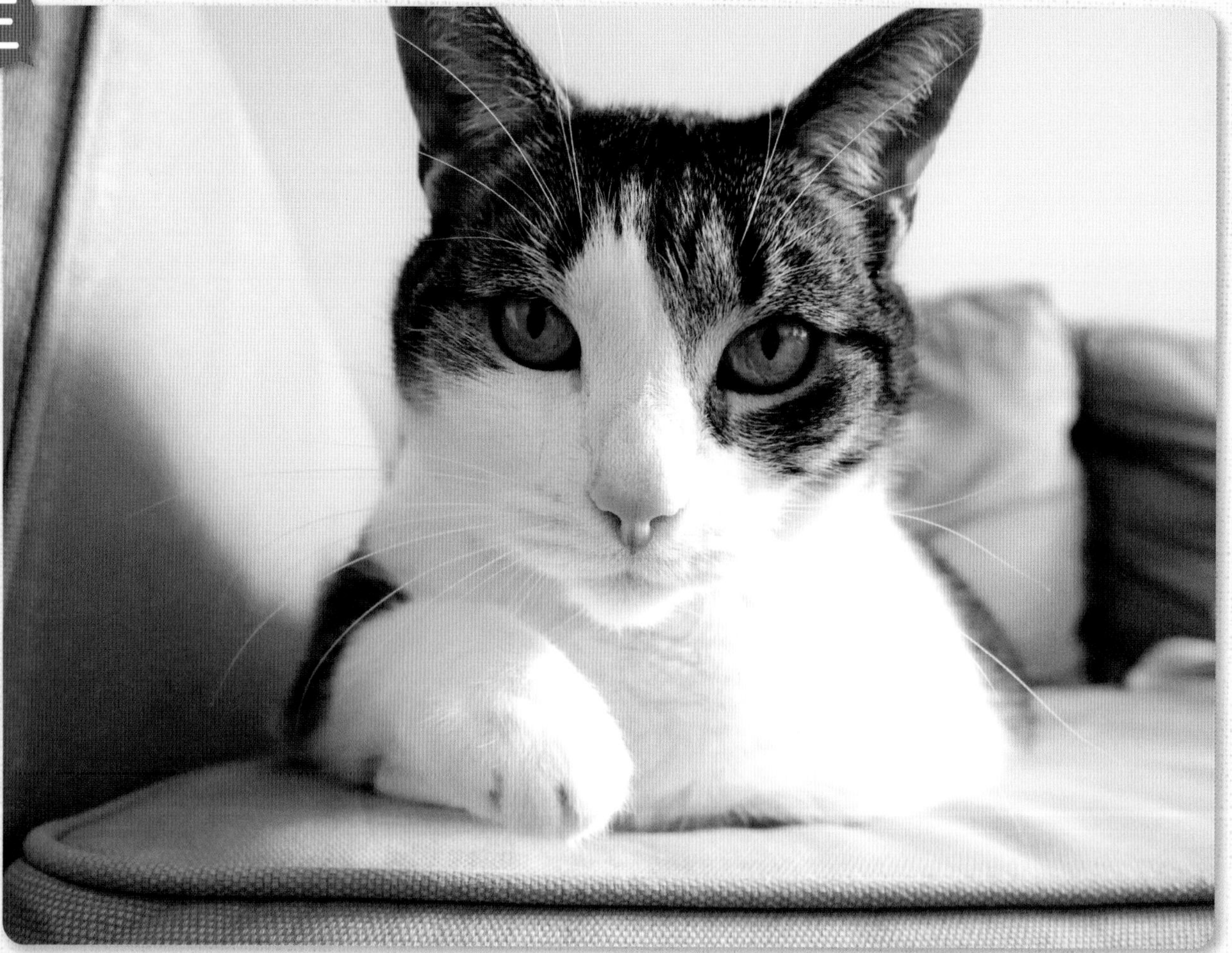

誤

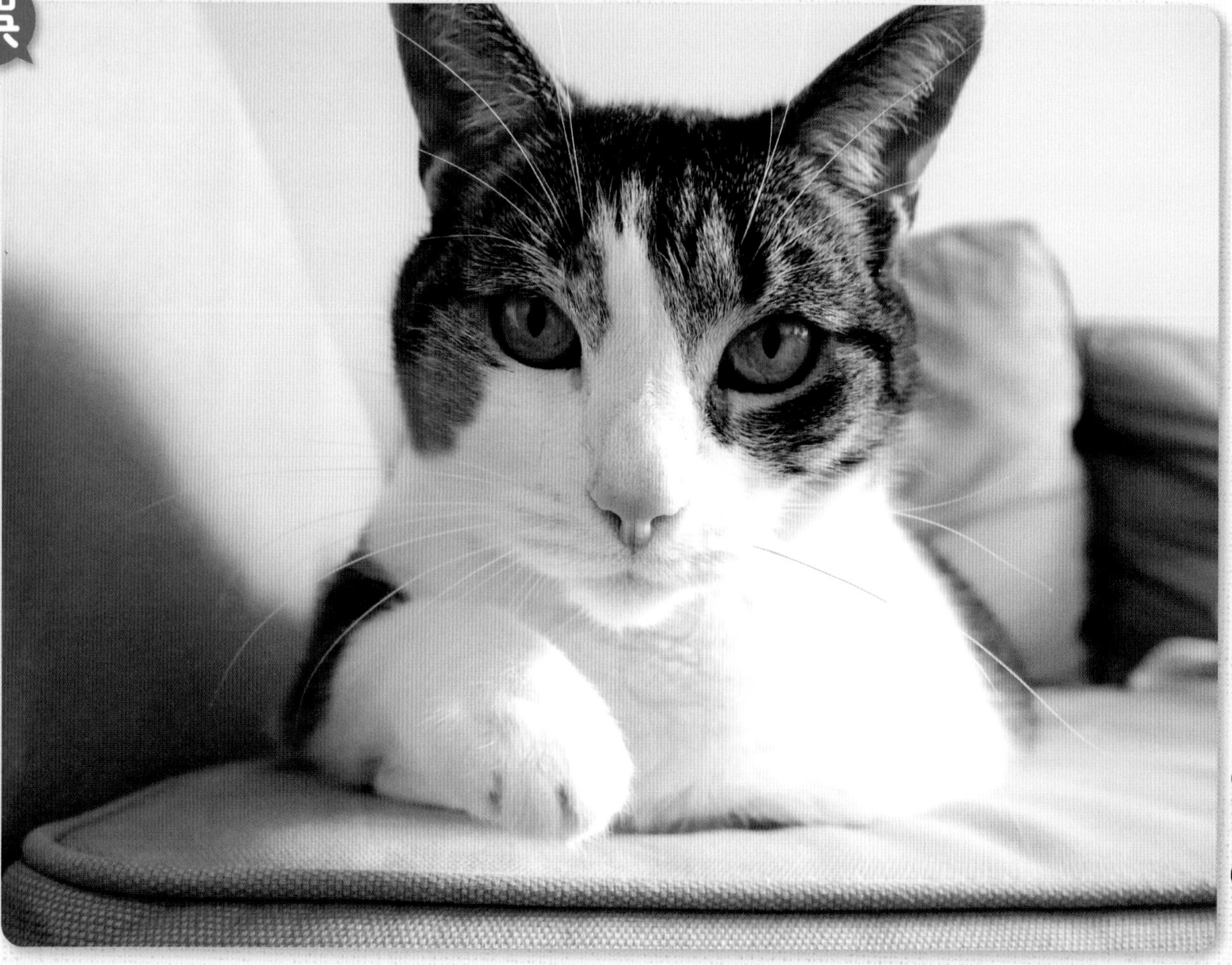

まちがいは5つ。1分で探してにゃ。

➡解答は66ページ

23 まっすぐ見てねこ

私の目を見て、
本当のことが
いえるかにゃ

1分で見つけた数	個
全部見つけるまでの時間	分　秒

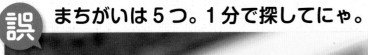

正

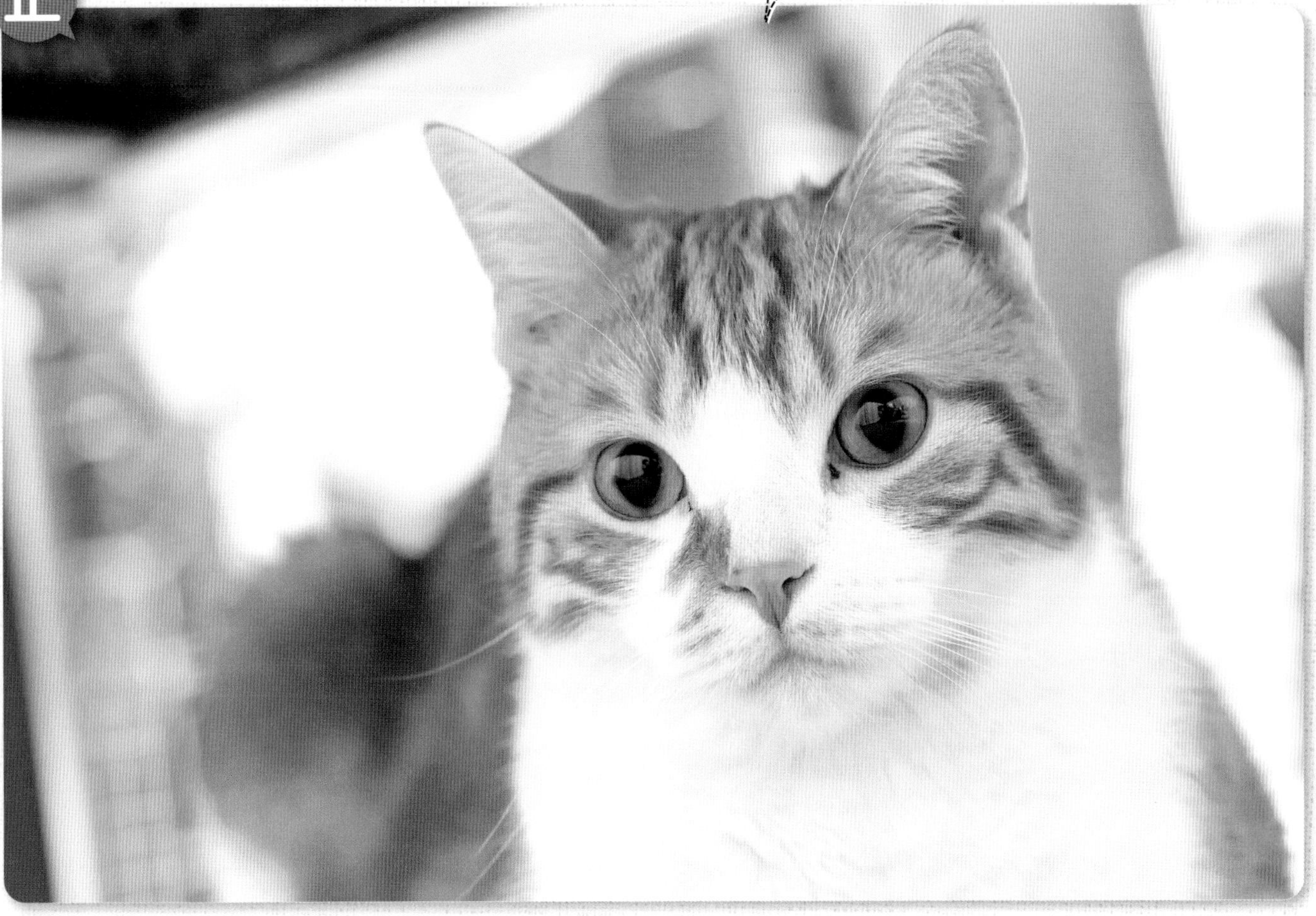

誤　まちがいは５つ。１分で探してにゃ。

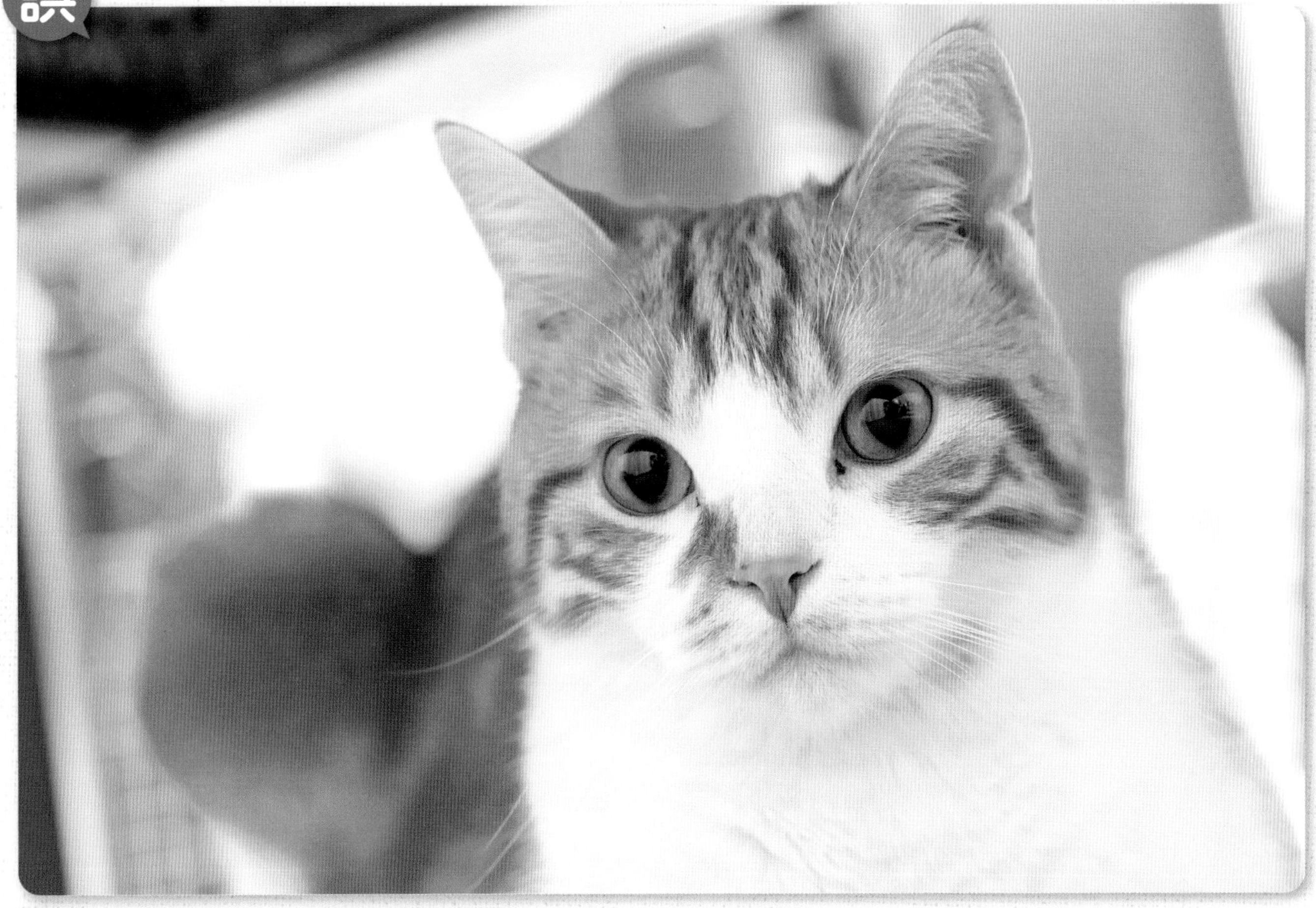

➡解答は66ページ

24 後悔ねこ

あのビリビリしたチラシ、
ねこ缶の無料券がついてたのか…

1分で見つけた数	個
全部見つけるまでの時間	分　秒

正

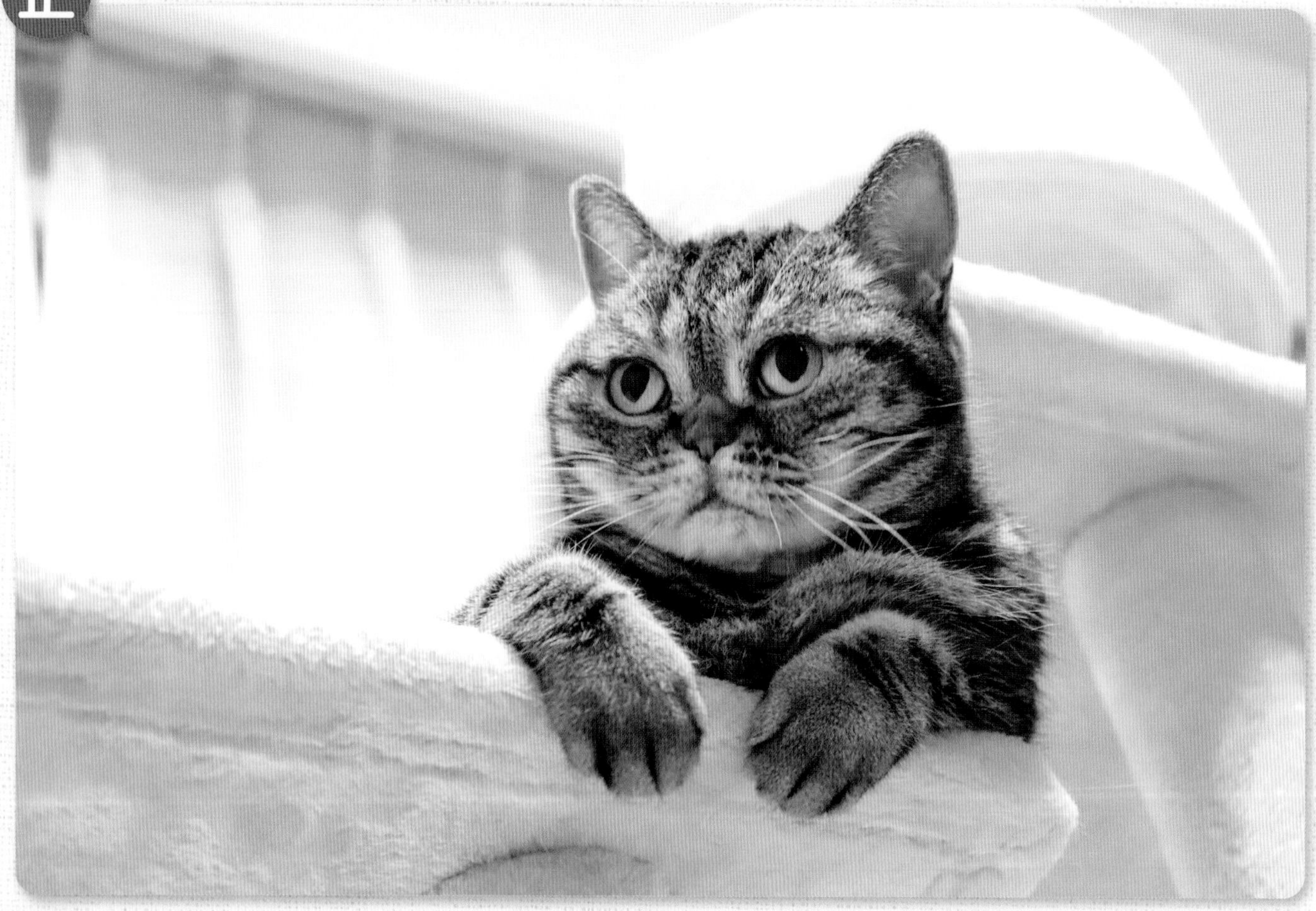

誤

まちがいは5つ。1分で探してにゃ。

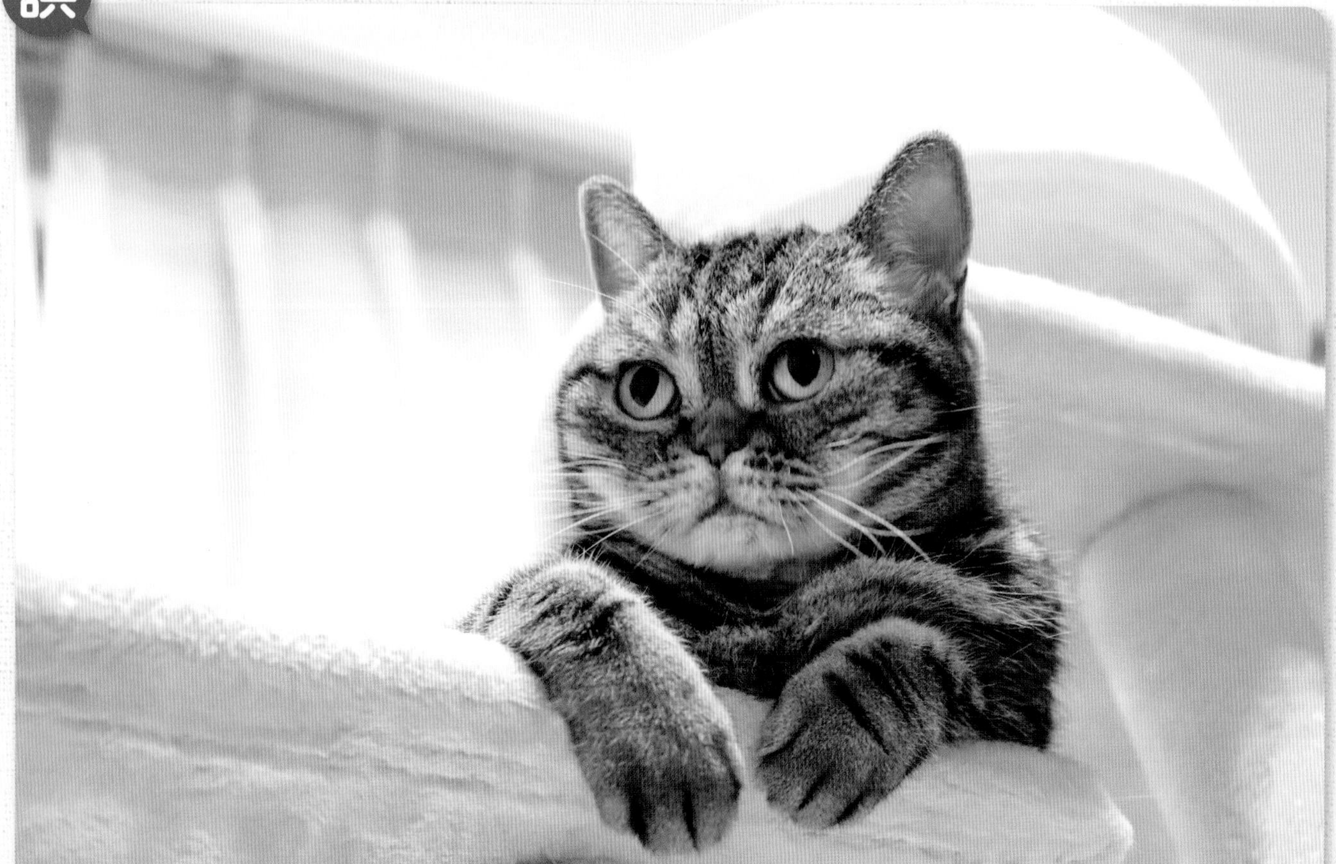

➡解答は67ページ

25 2度おいしいねこ

あれ？　この指まだ
カリカリの味がする～♡

1分で見つけた数	個
全部見つけるまでの時間	分　秒

正

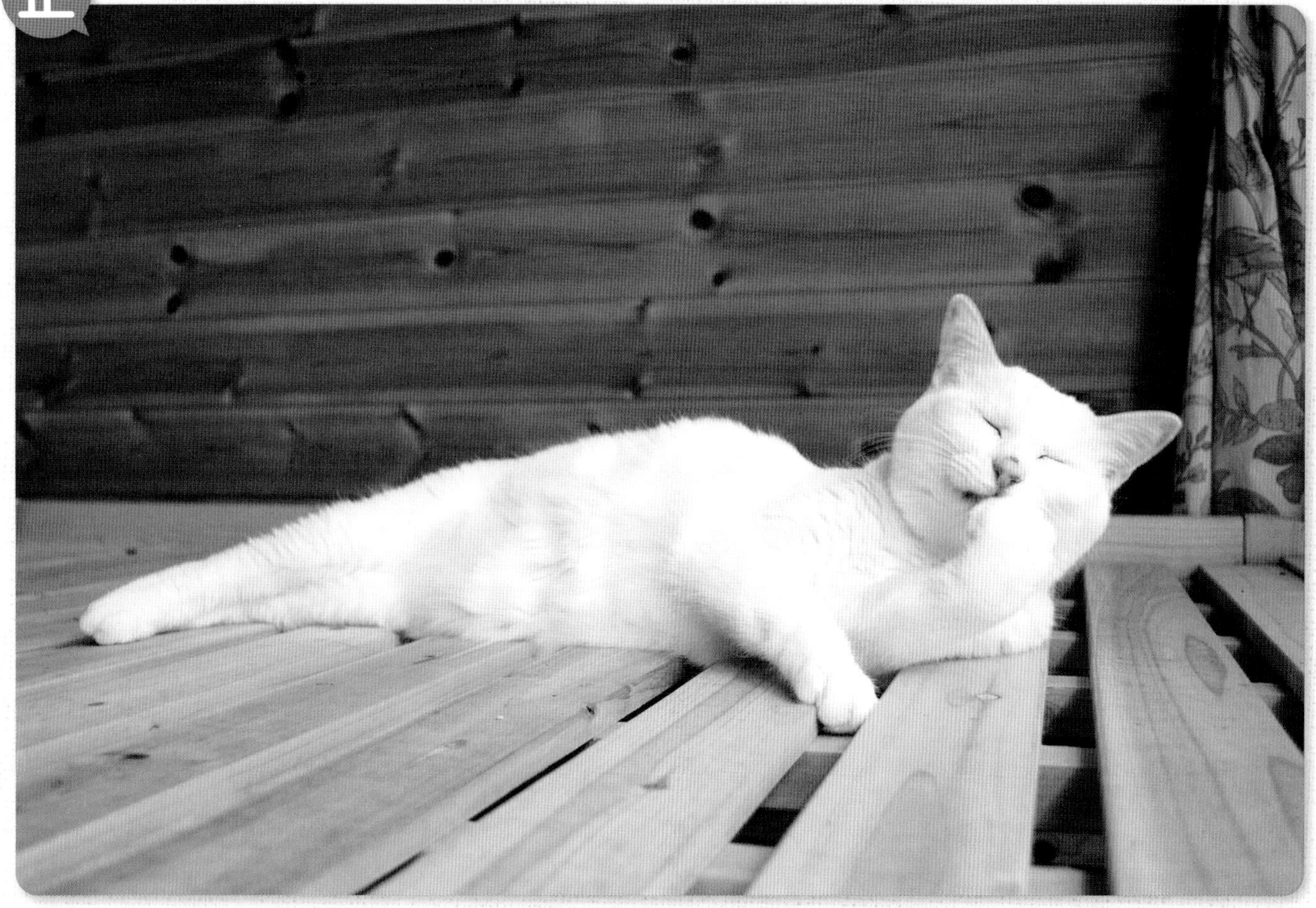

誤　まちがいは５つ。１分で探してにゃ。

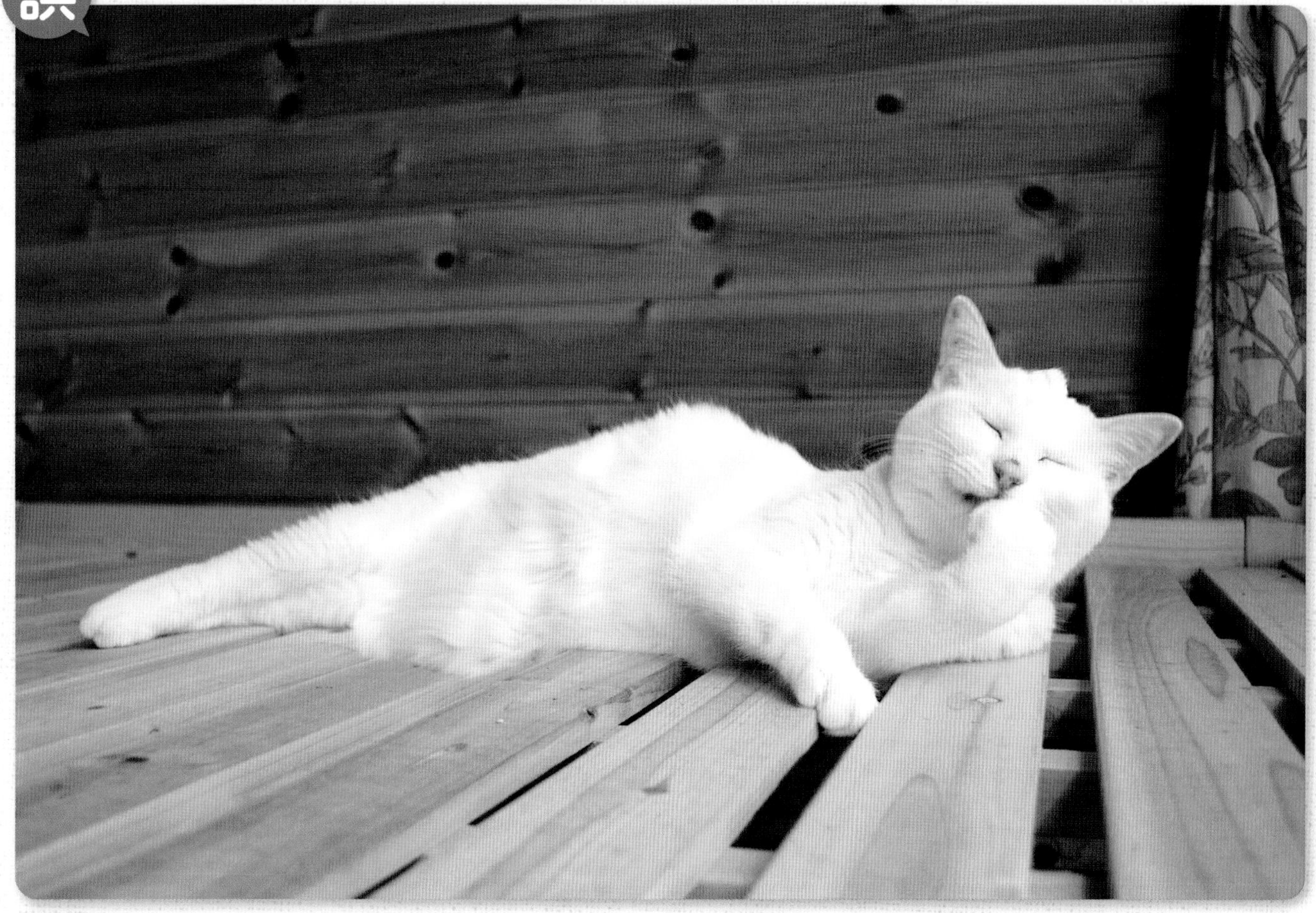

➡解答は67ページ

26 サッカー観戦ねこ

このPKで、
試合が決まる……

1分で見つけた数	個
全部見つけるまでの時間	分　秒

正

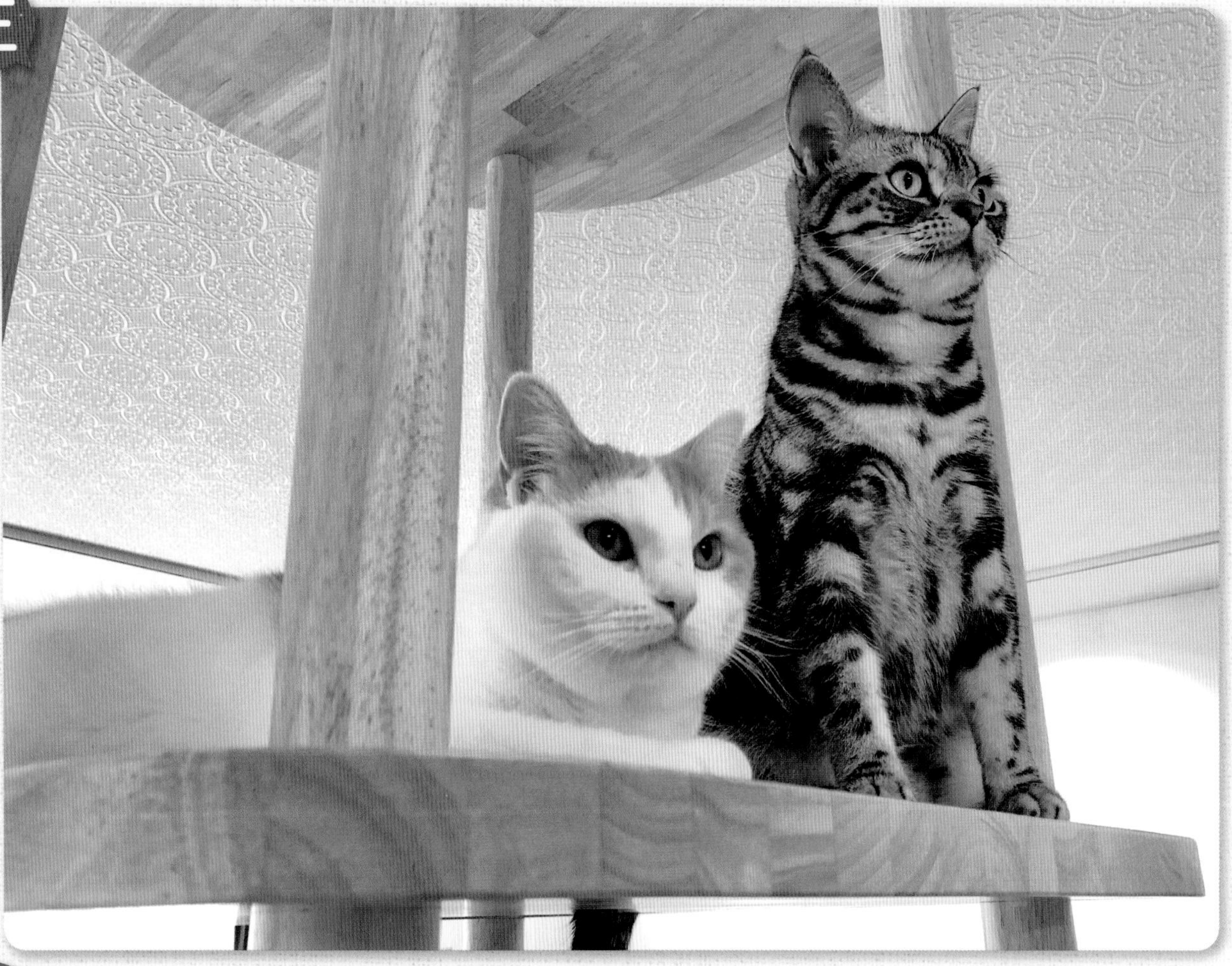

誤

まちがいは5つ。1分で探してにゃ。

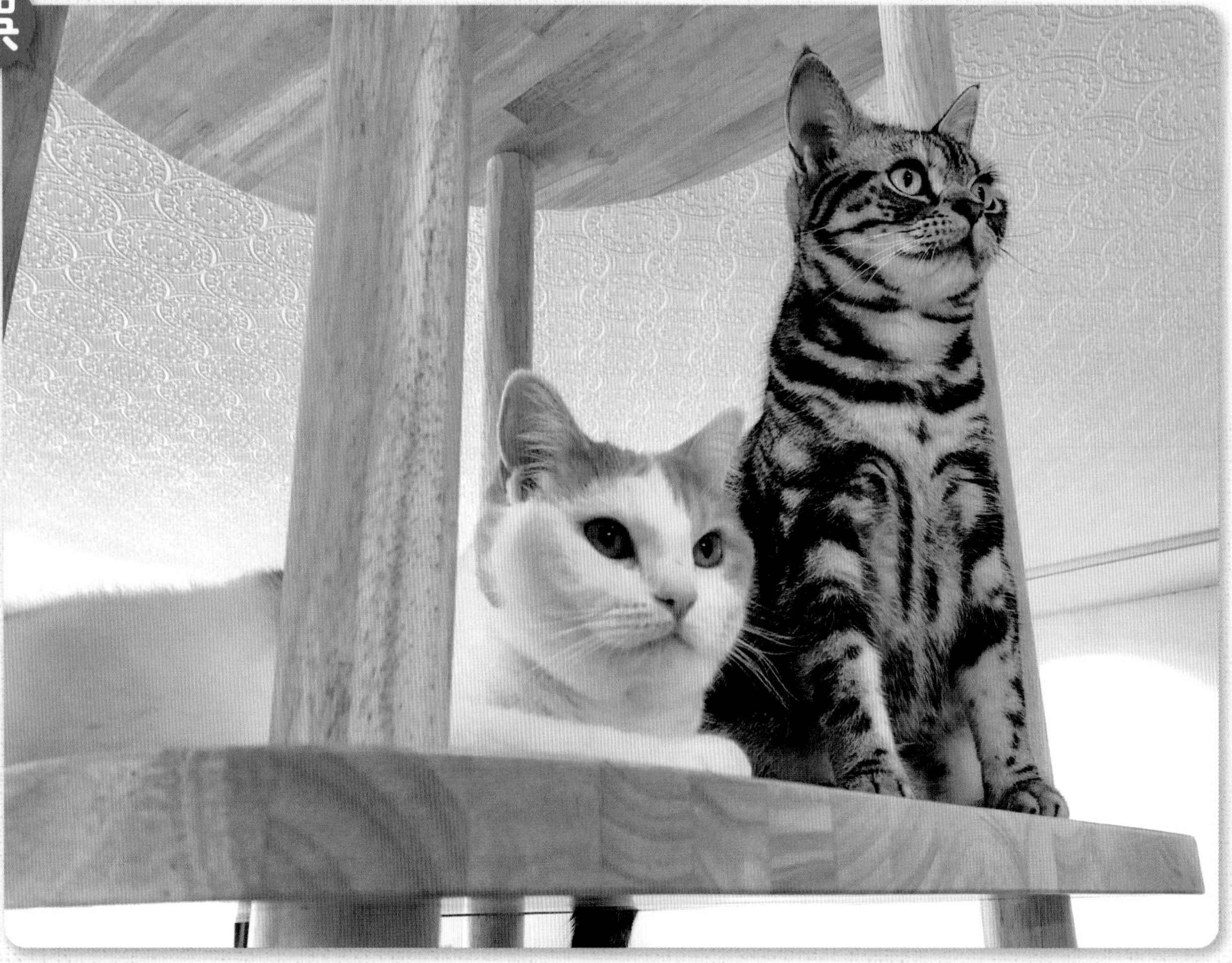

➡解答は67ページ

27 もう離さにゃい

そうやって
なくすの
10回目だよ

もうどこにも
行かにゃいで

1分で見つけた数	個
全部見つけるまでの時間	分　秒

正

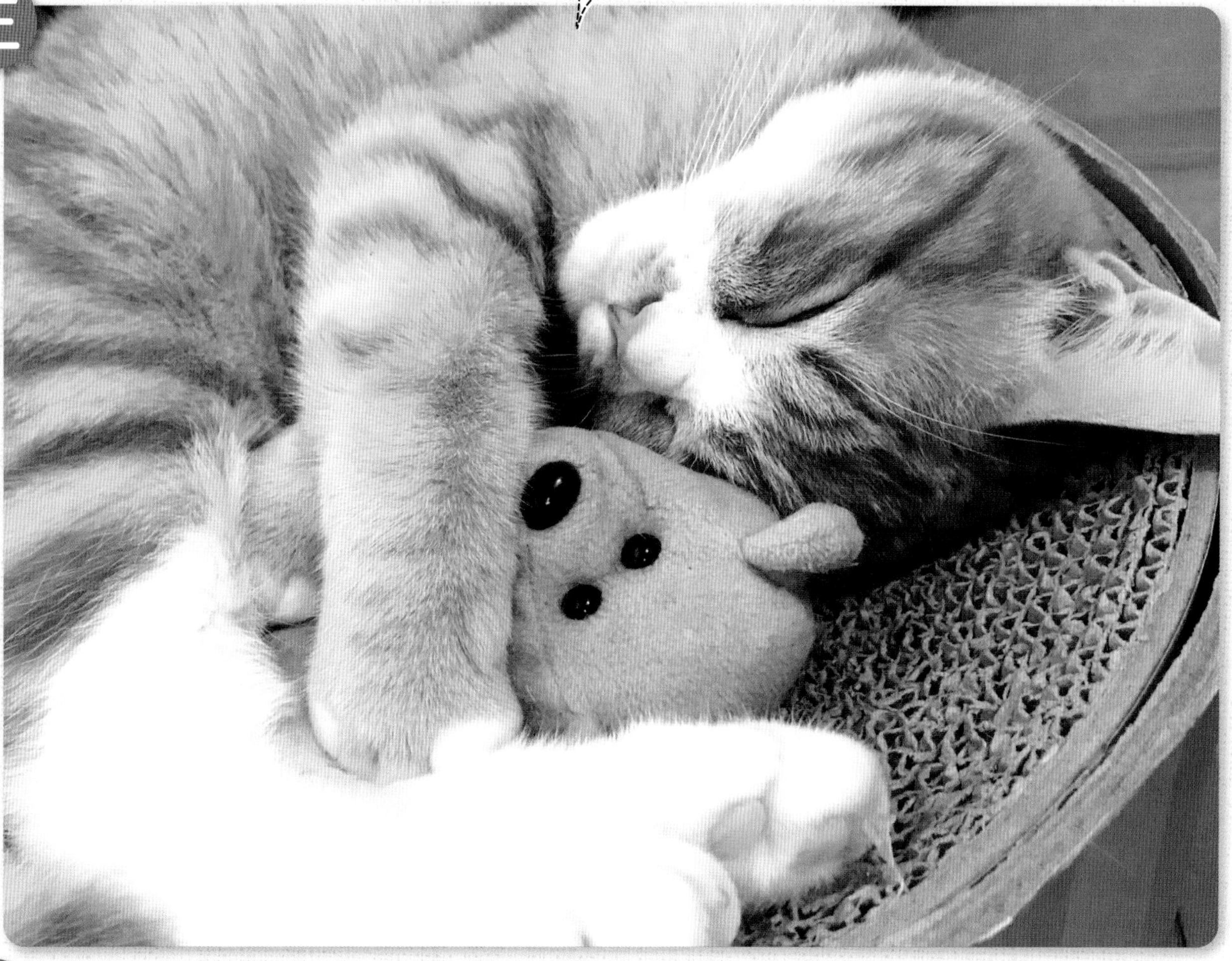

誤

まちがいは5つ。1分で探してにゃ。

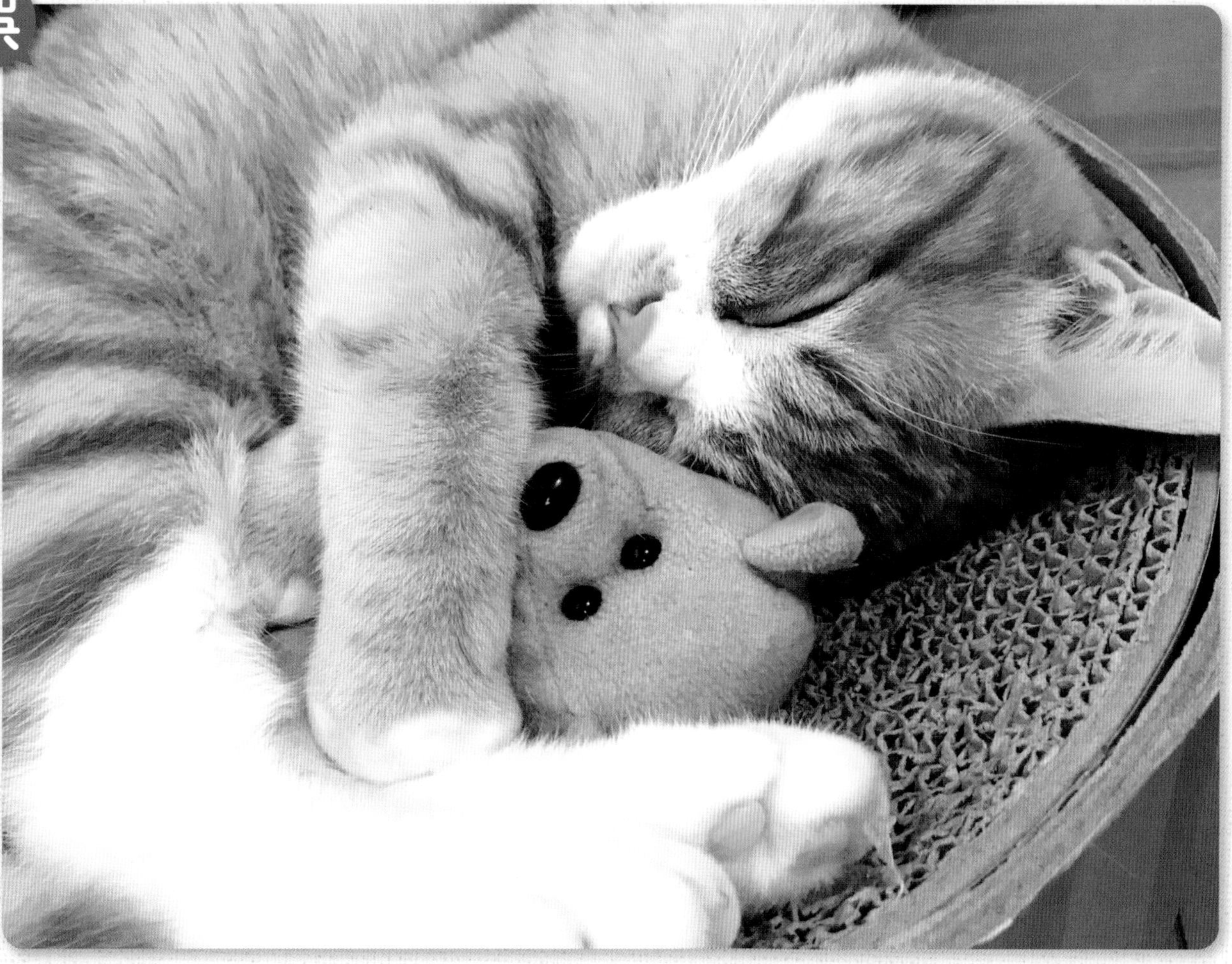

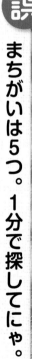

➡解答は67ページ

28 クイズねこ

今日はわたしと遊べる
いいものを持ってきました〜。
当ててみて？

1分で見つけた数	個
全部見つけるまでの時間	分　秒

正

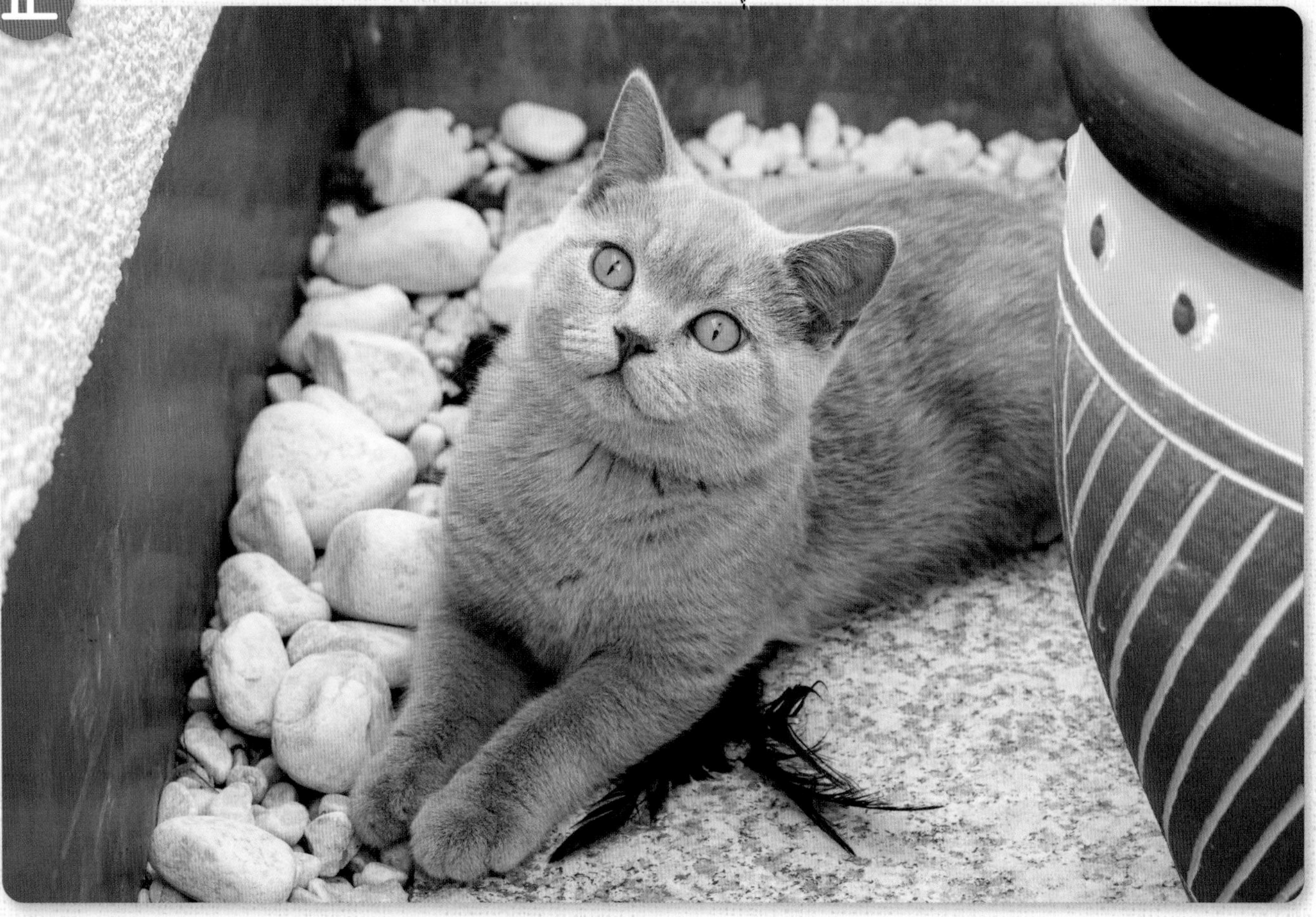

誤

まちがいは5つ。1分で探してにゃ。

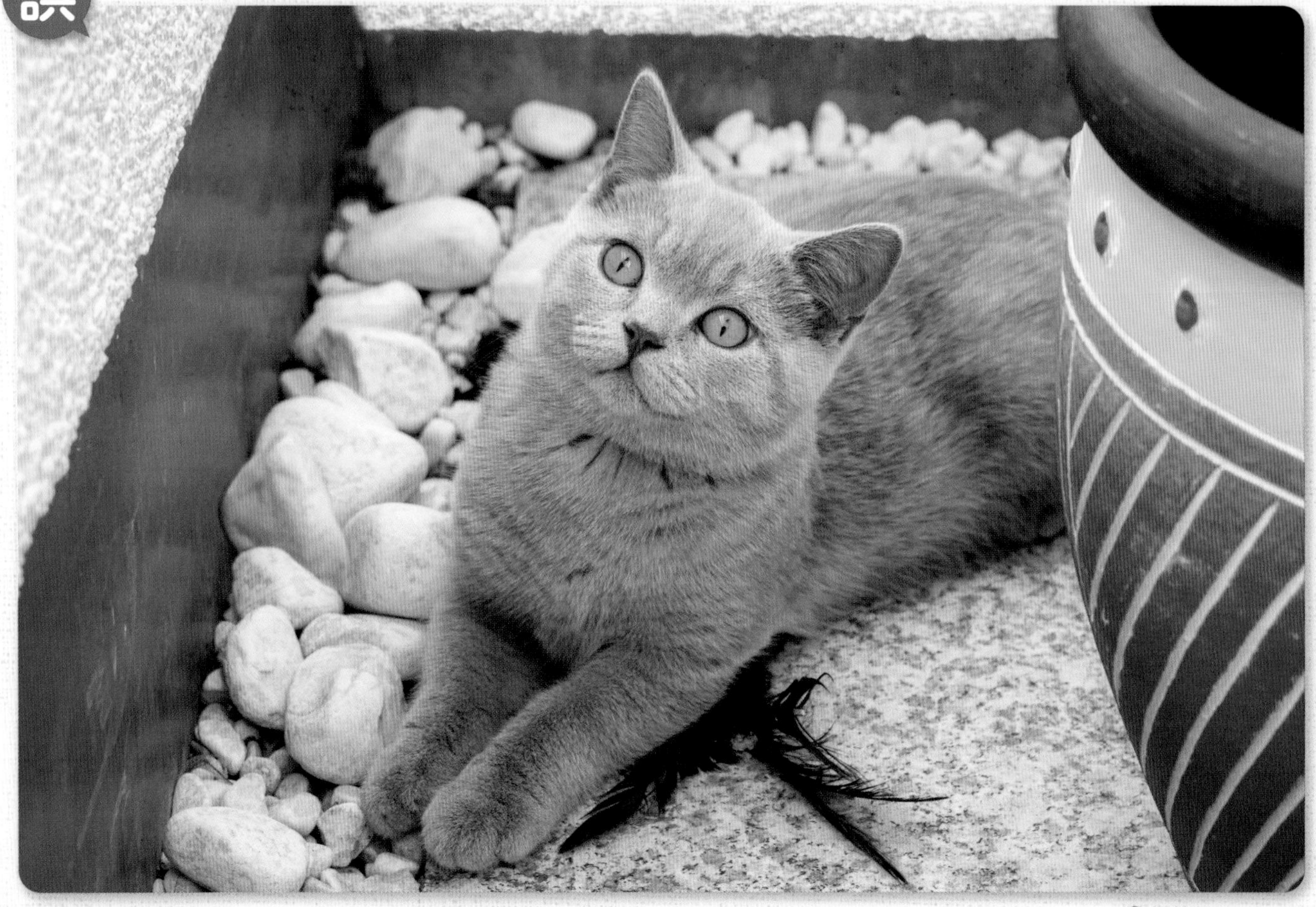

➡解答は67ページ

29 自撮りねこ

ねー。
ちゃんとボクたち
写ってる〜

あー。…うん。
だいじょうぶ〜
（たぶん）

1分で見つけた数	個
全部見つけるまでの時間	分　秒

正

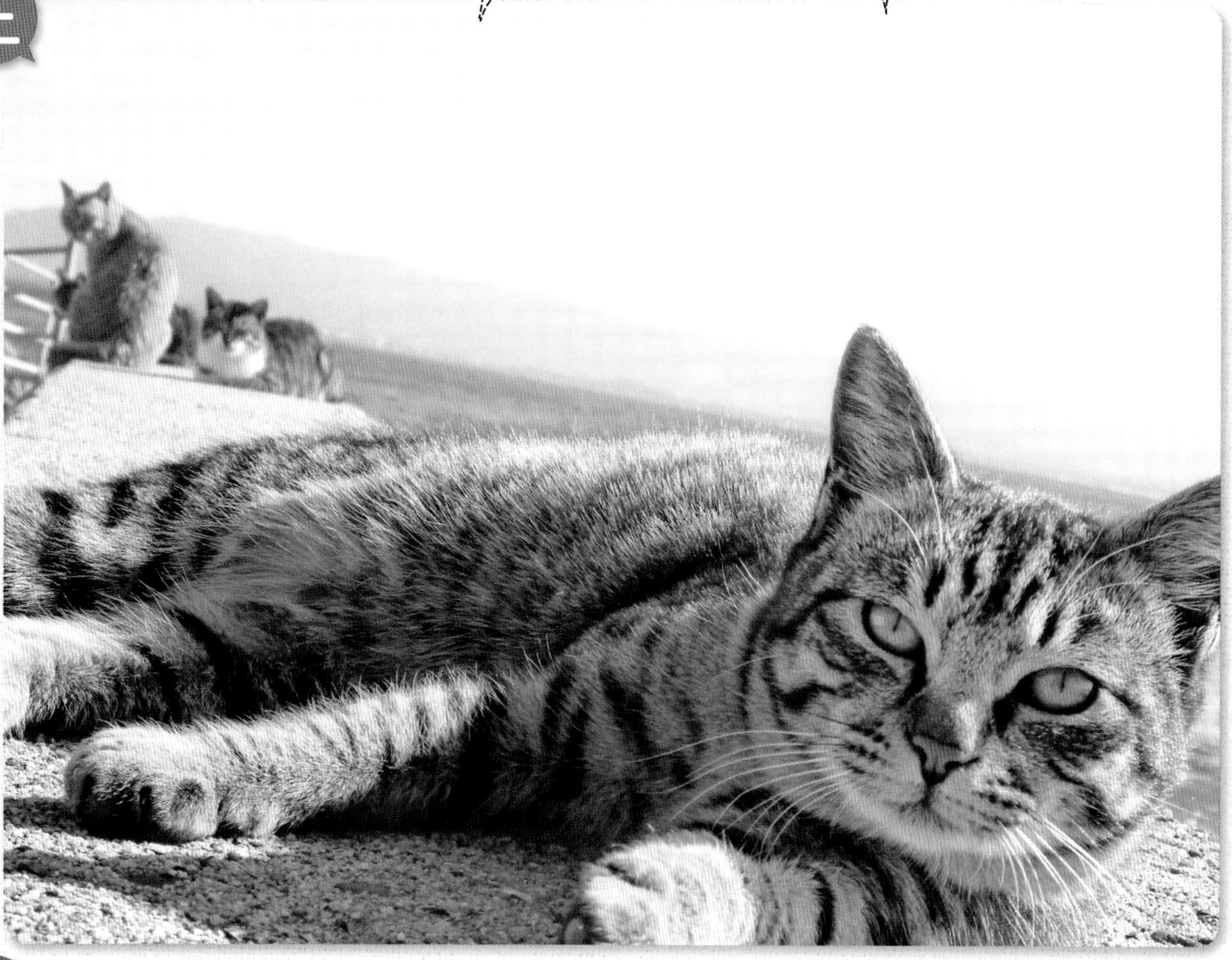

誤

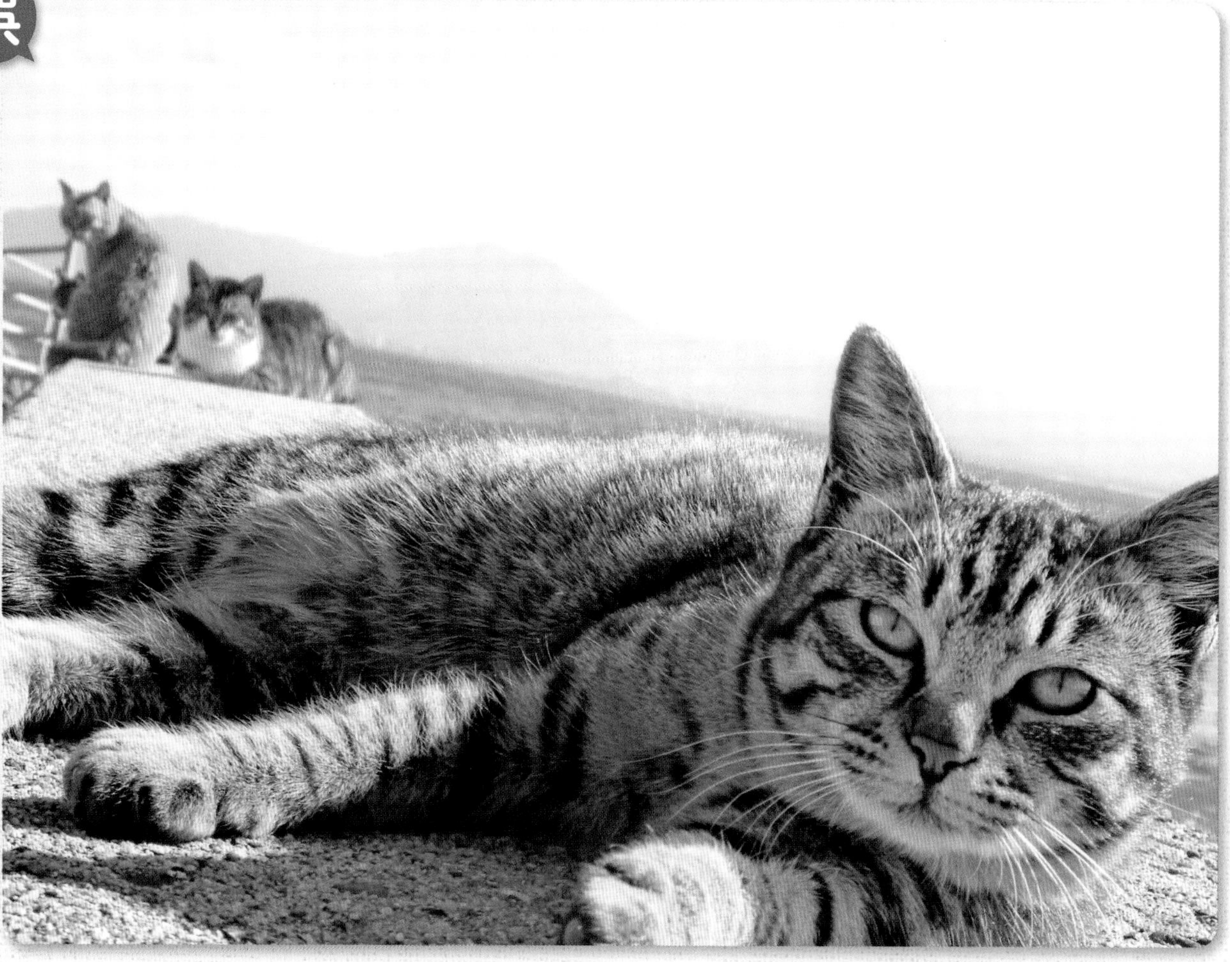

まちがいは5つ。1分で探してにゃ。

➡解答は67ページ

30 損した気持ちねこ

え？　今日、
日曜じゃにゃいの?!

1分で見つけた数	個
全部見つけるまでの時間	分　秒

正

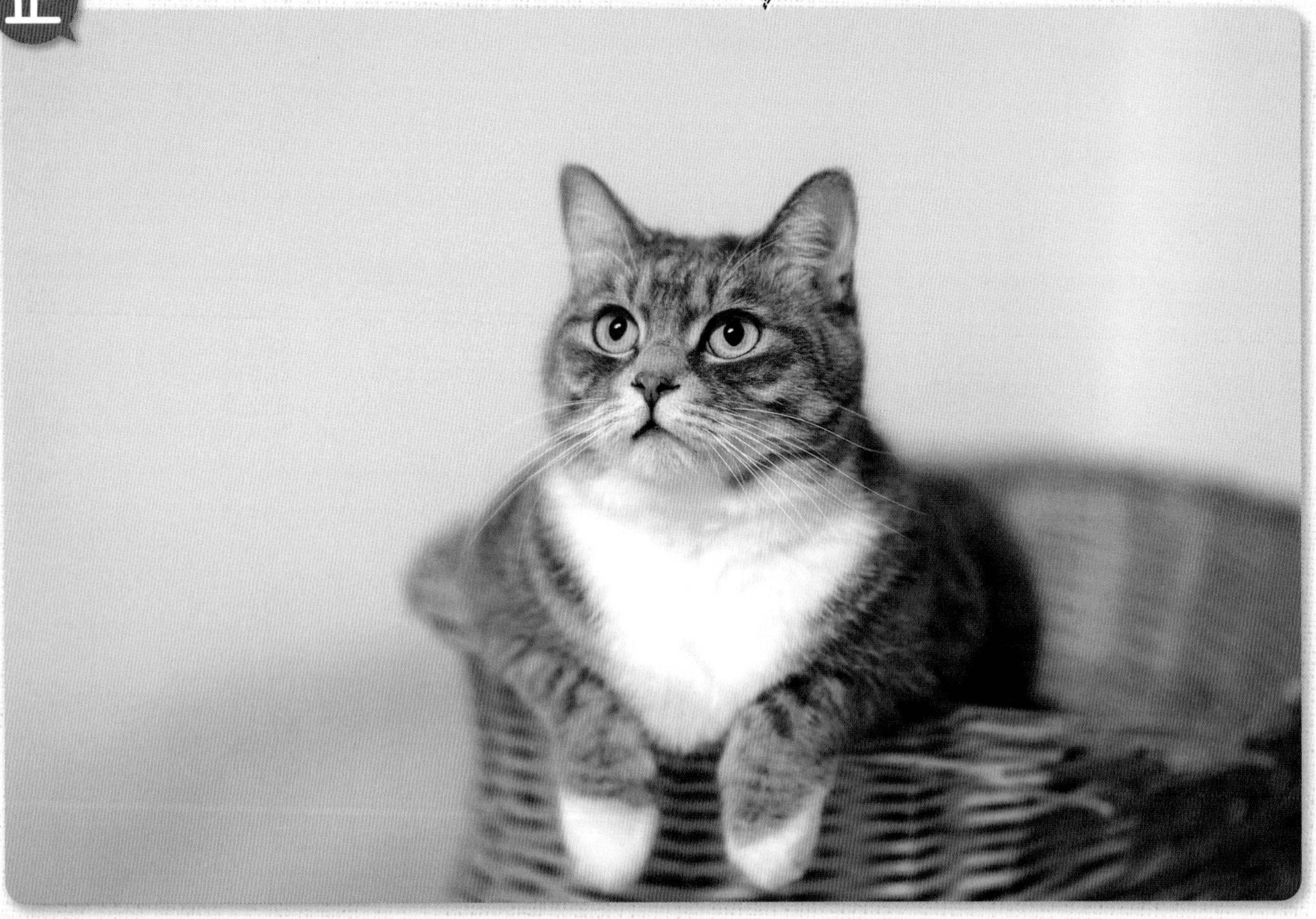

誤

まちがいは5つ。1分で探してにゃ。

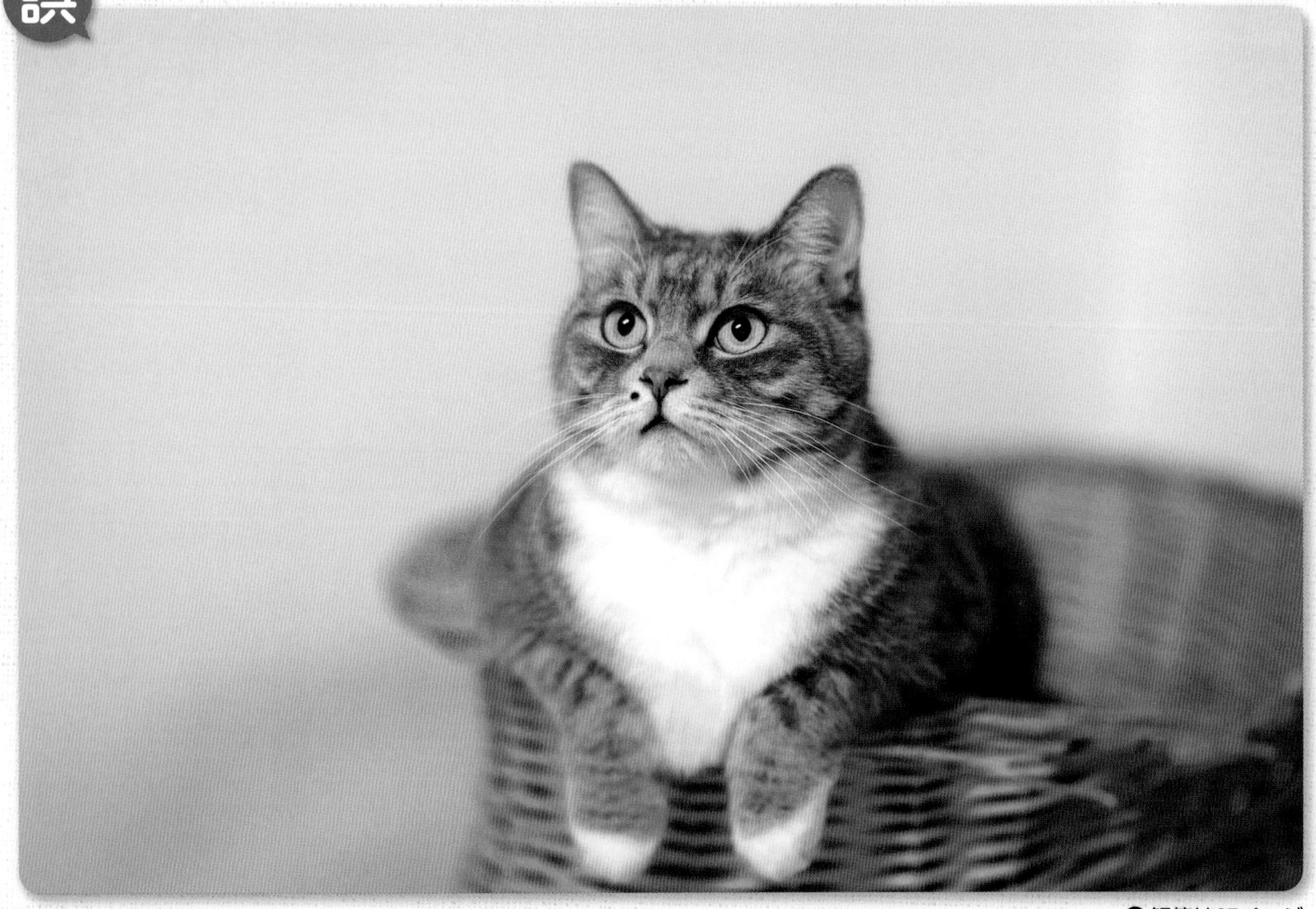

➡解答は67ページ

31 伝言ゲームねこ

1分で見つけた数	個
全部見つけるまでの時間	分　秒

??

ろうにゃん
にゃんよ！

（老若男女。
バッチリいえたぞ）

正

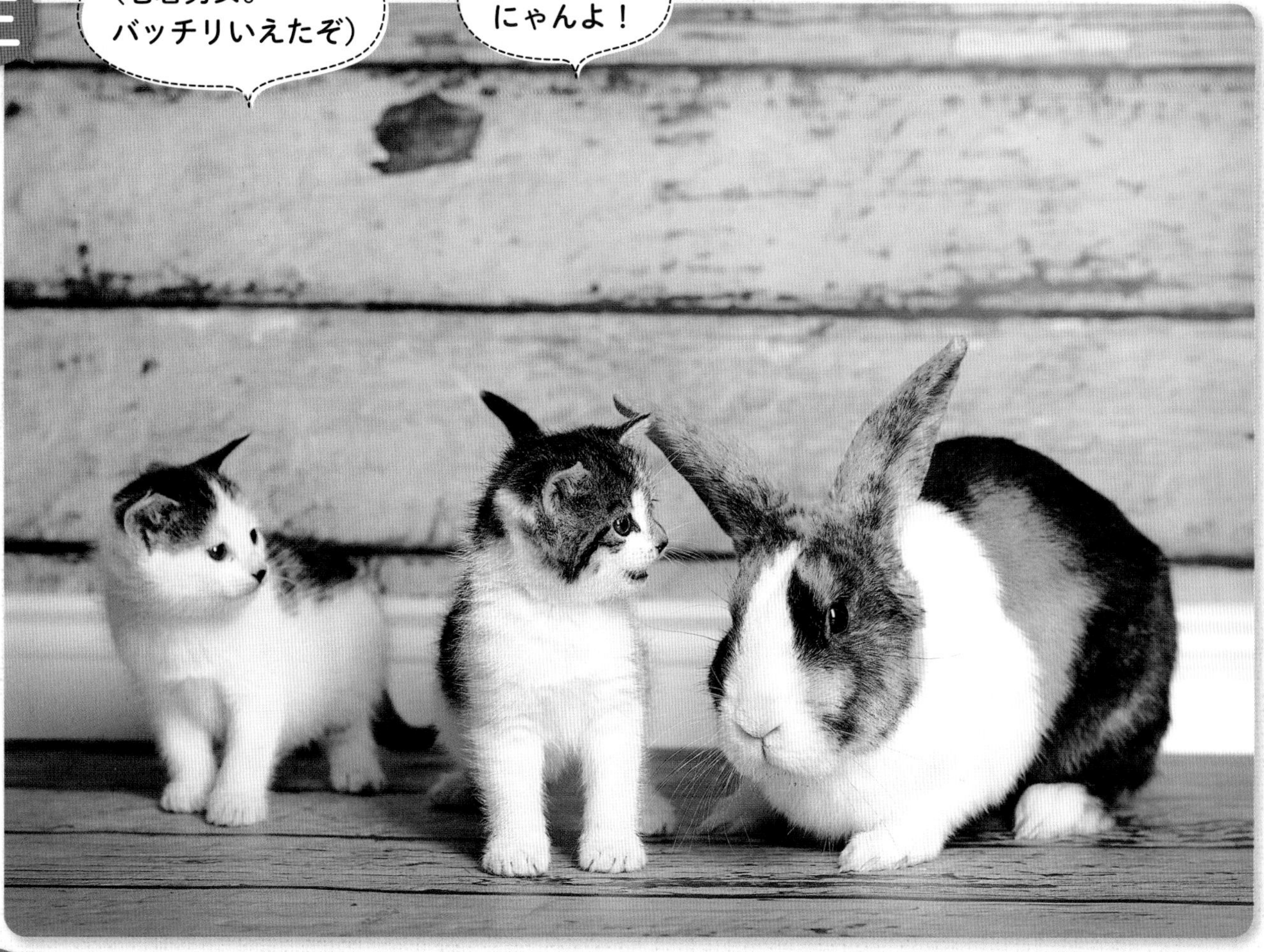

誤

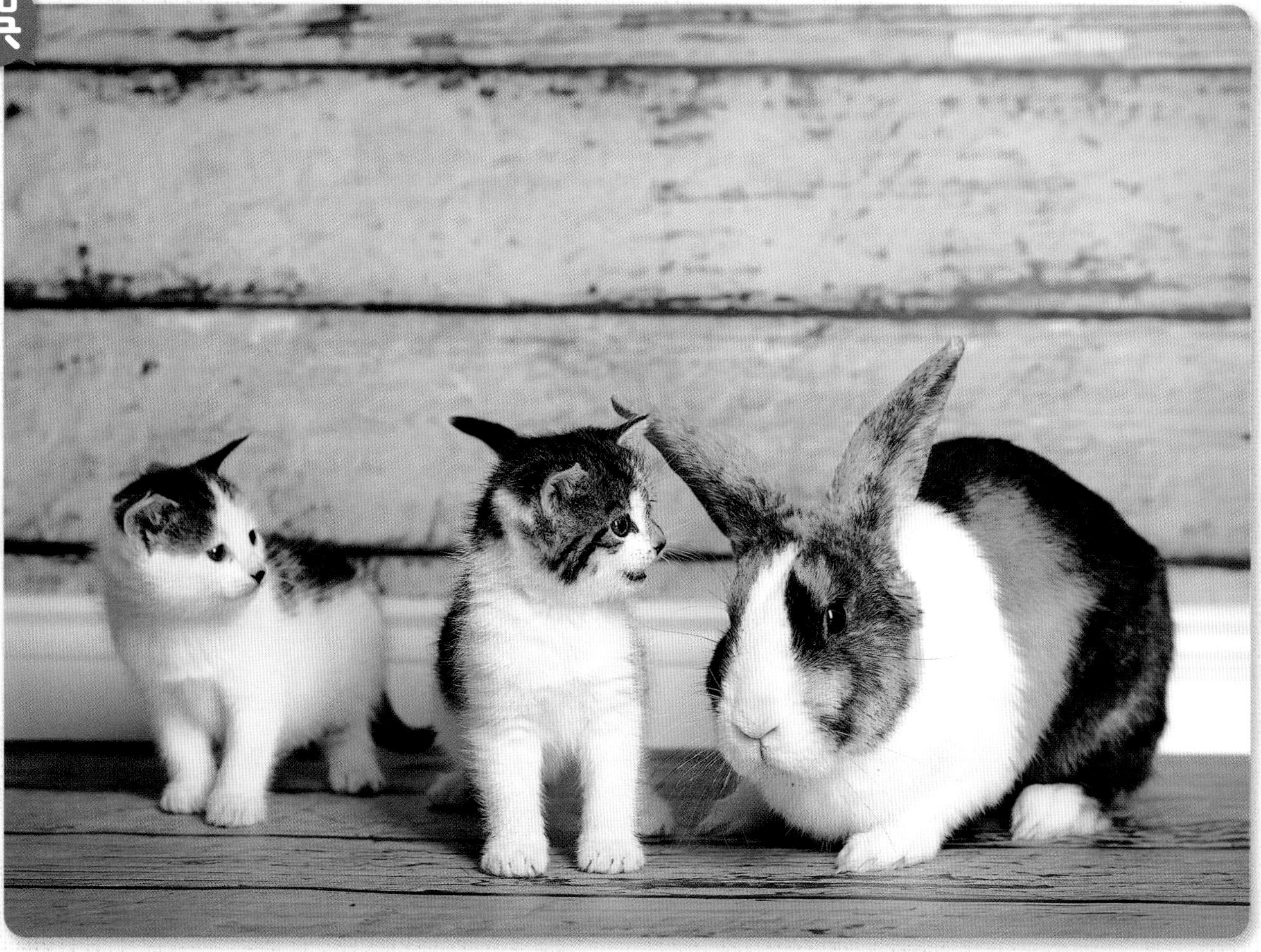

まちがいは5つ。1分で探してにゃ。

➡解答は67ページ

32 高速かけつけねこ

いま、
缶詰開けた？

1分で見つけた数	個
全部見つけるまでの時間	分　秒

正

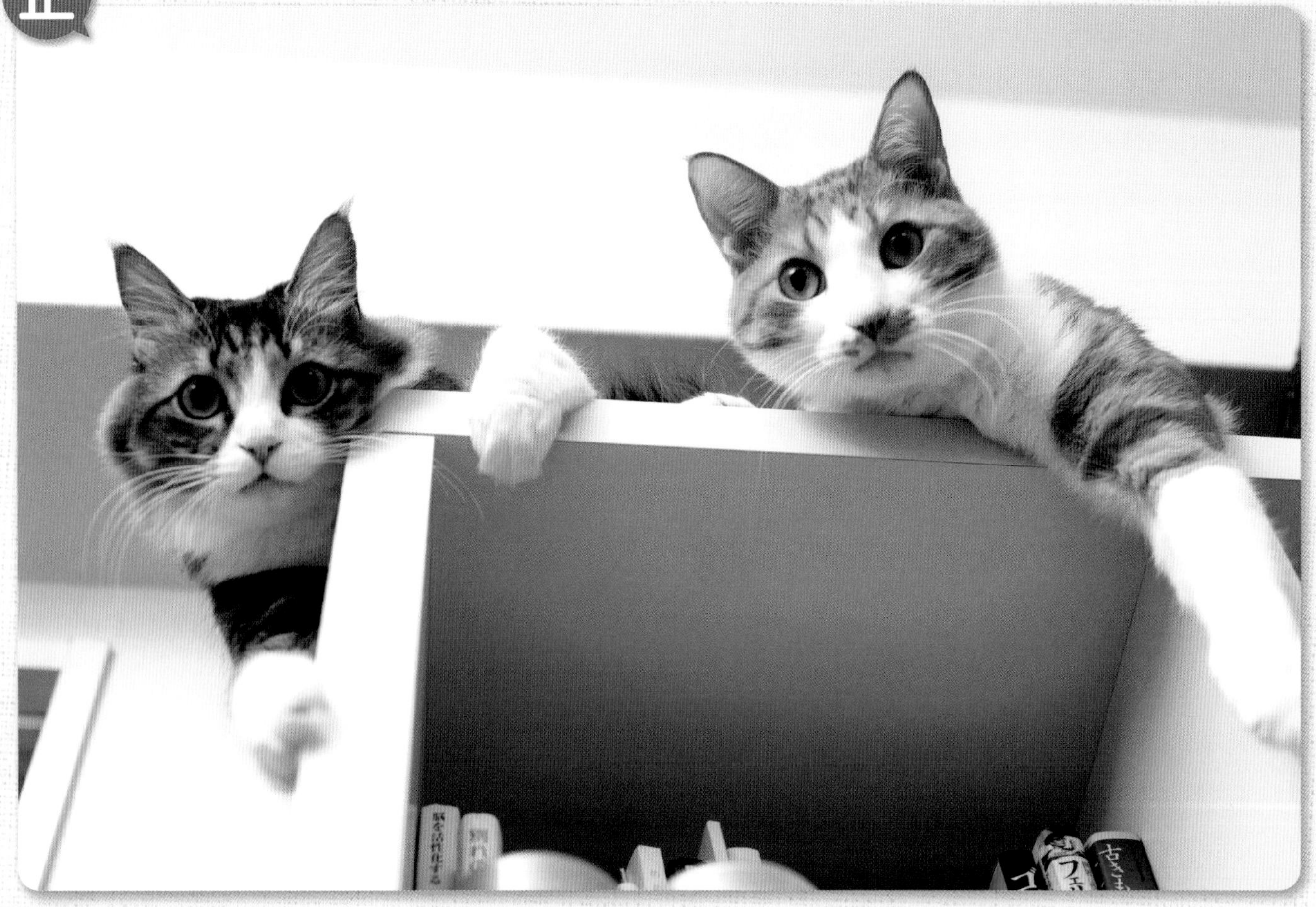

誤　まちがいは5つ。1分で探してにゃ。

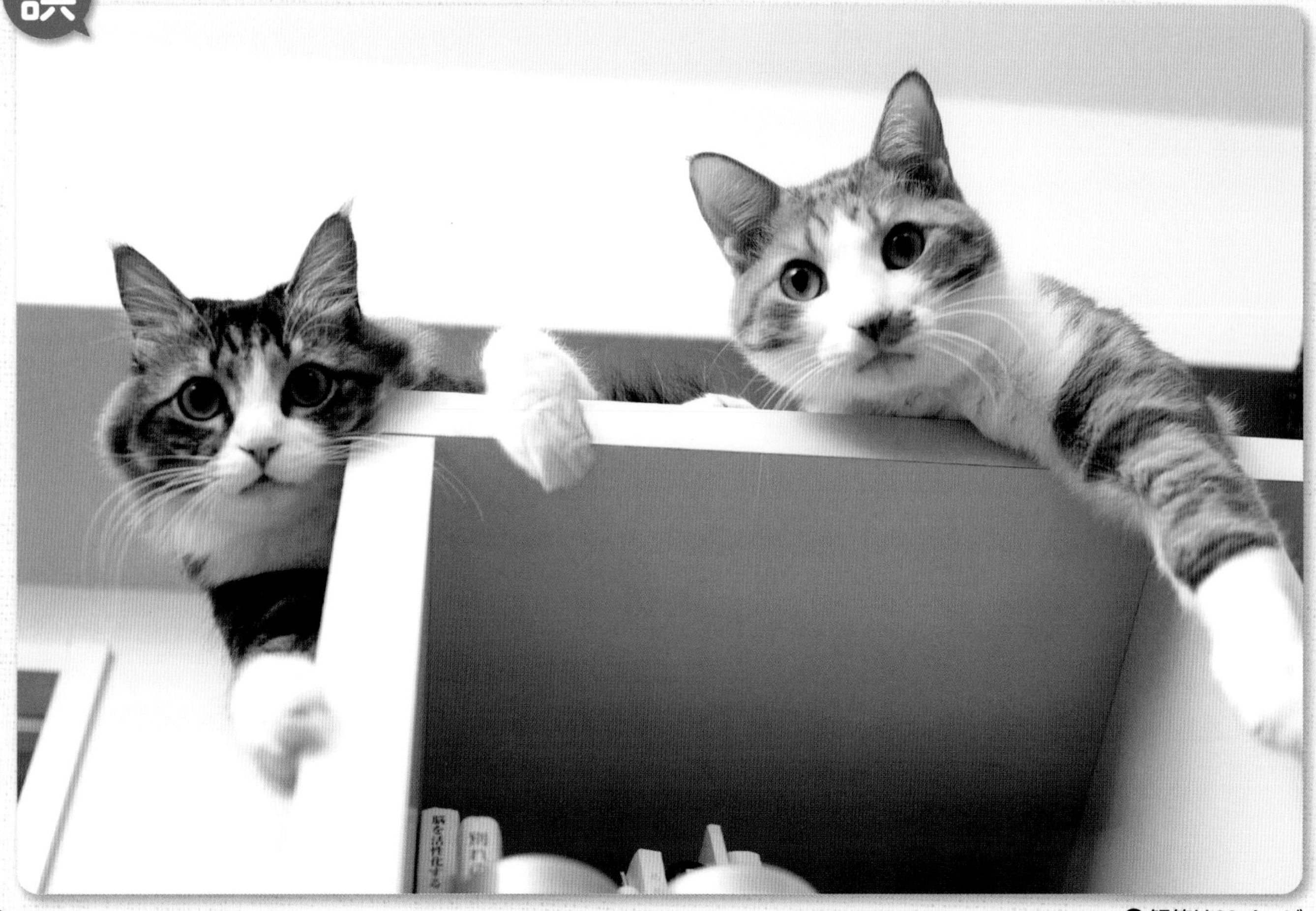

➡解答は68ページ

33 田舎のねこ

村長？
今日は見てにゃいわね〜

1分で見つけた数	個
全部見つけるまでの時間	分　秒

正

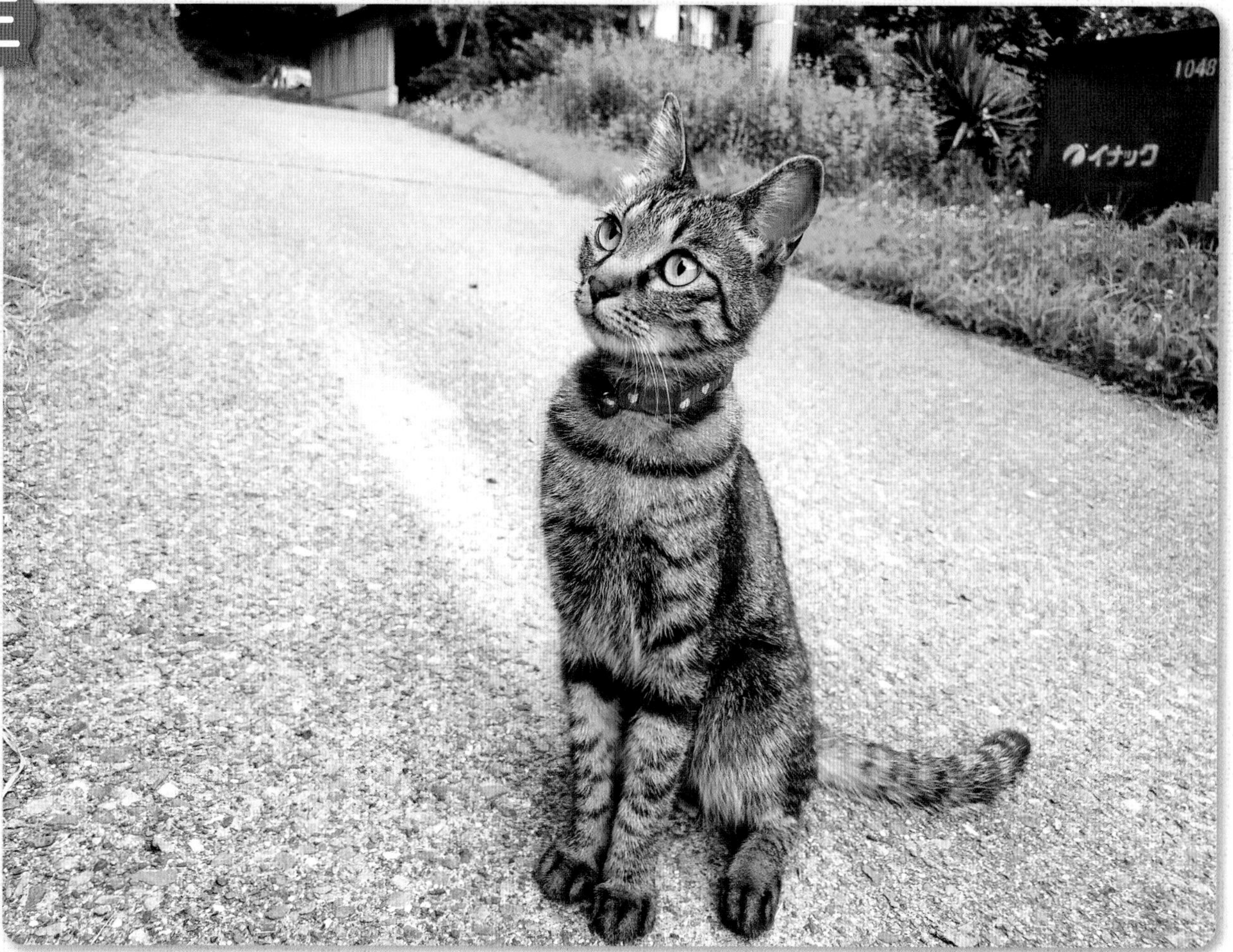

誤

まちがいは5つ。1分で探してにゃ。

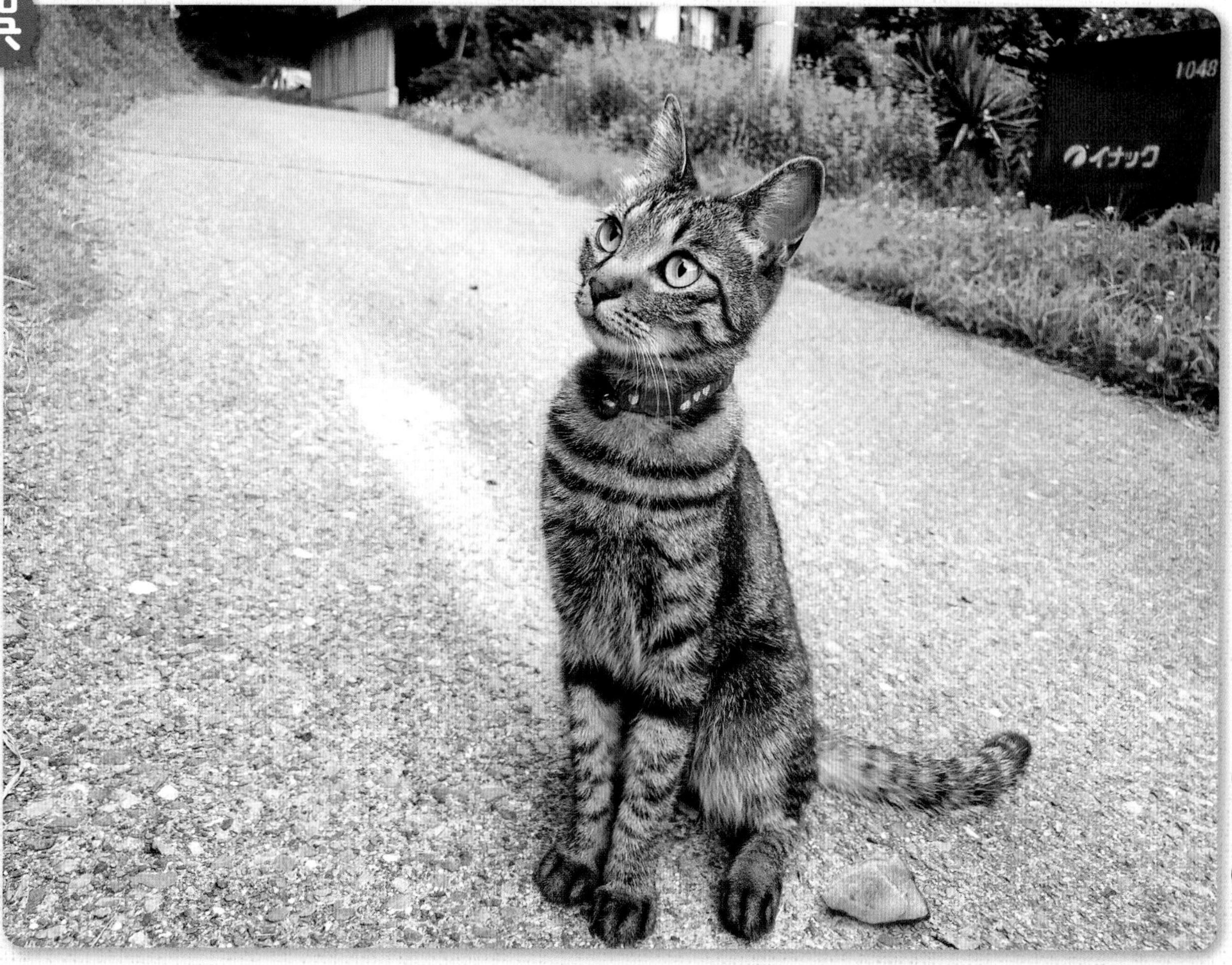

➡解答は68ページ

34 インタビューねこ

ボクの魅力的なところ
10個お答えください

1分で見つけた数	個
全部見つけるまでの時間	分　秒

正

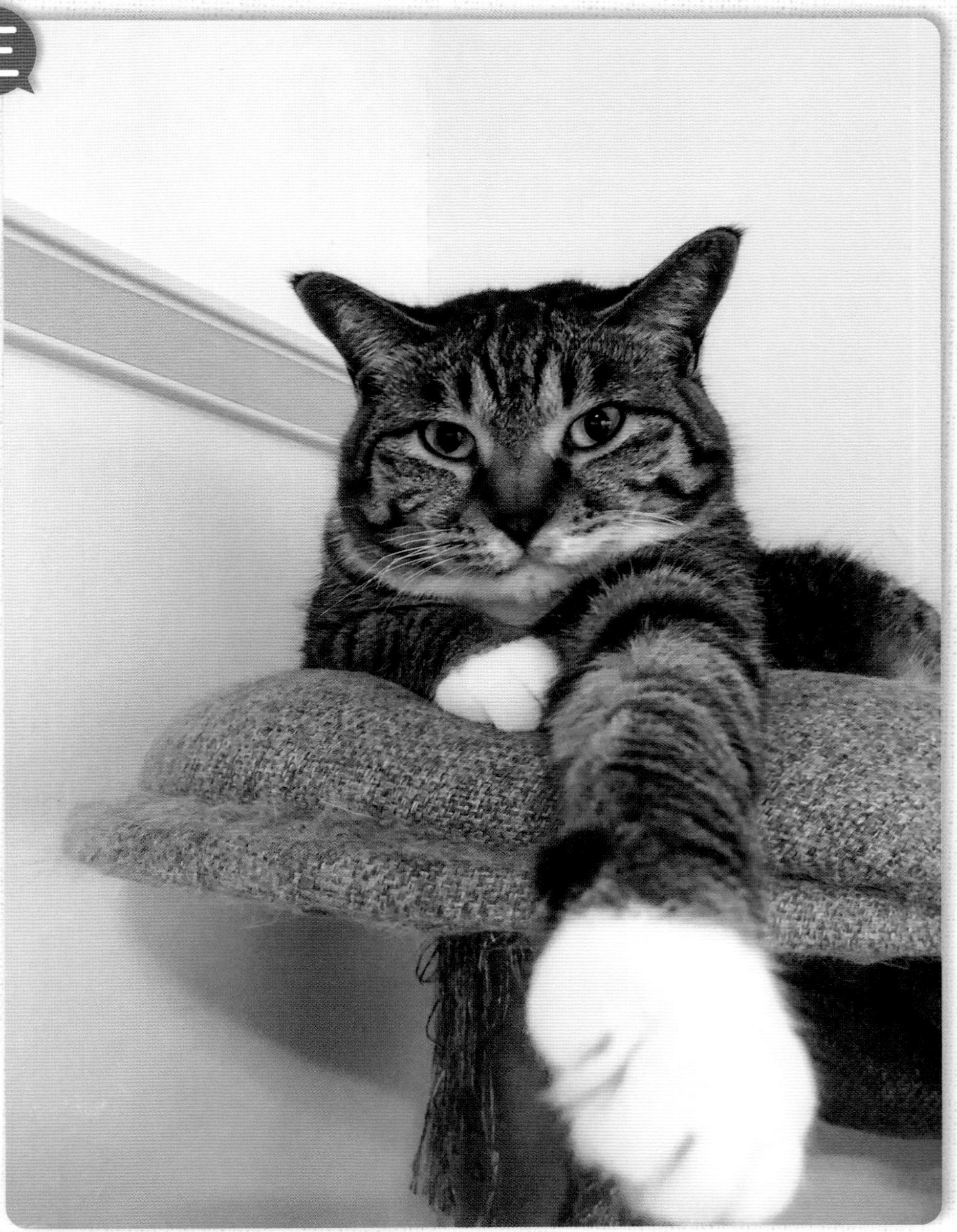

まちがいは5つ。1分で探してにゃ。

誤

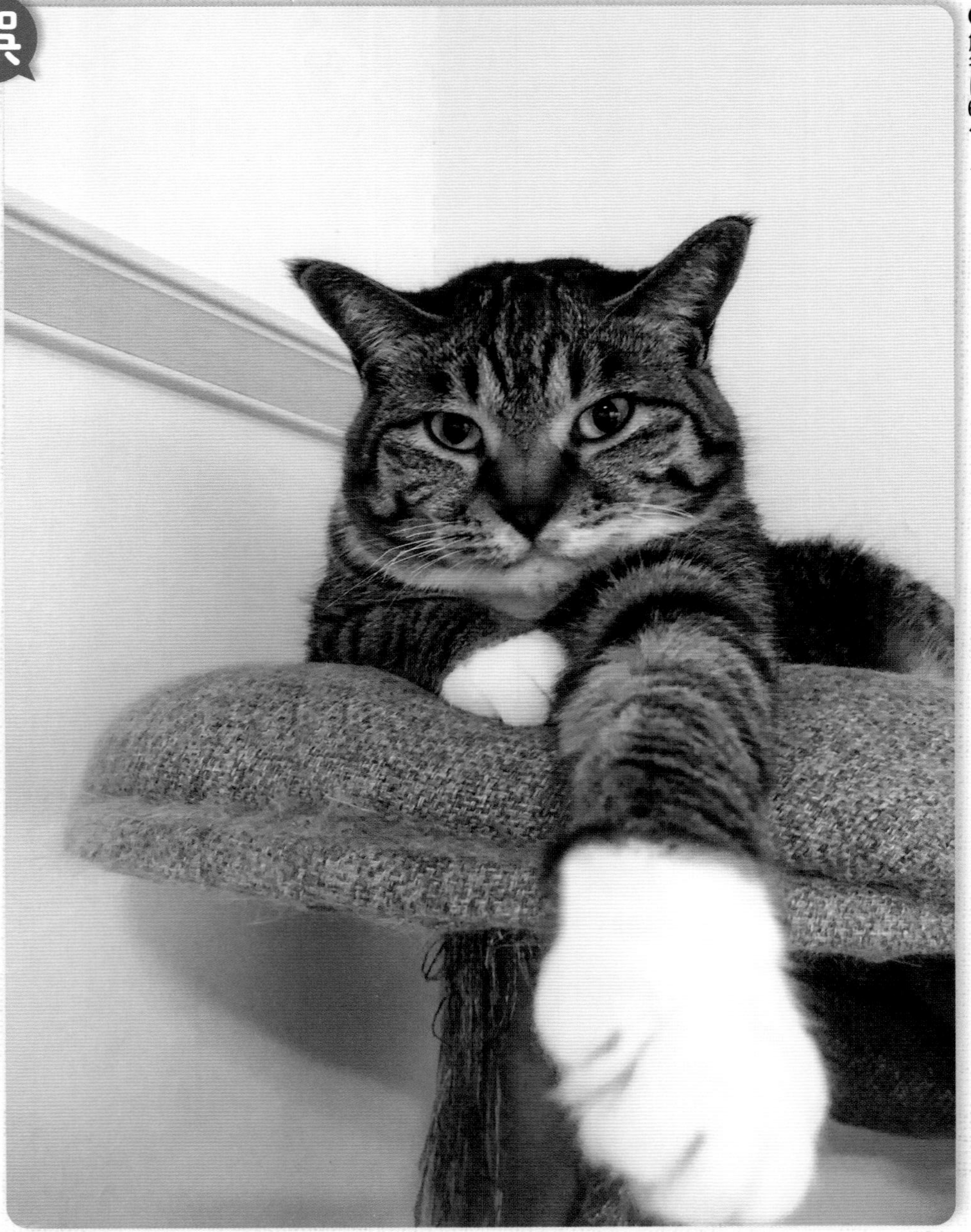

➡解答は68ページ

35 完成ねこ

1分で見つけた数	個
全部見つけるまでの時間	分　秒

やっとトンネルできたにゃ〜

つかれたにゃ

正

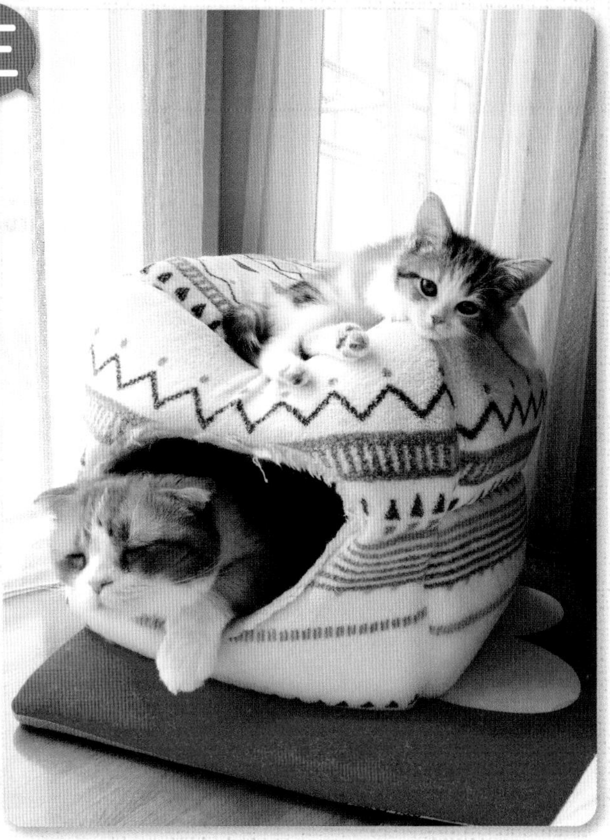

誤

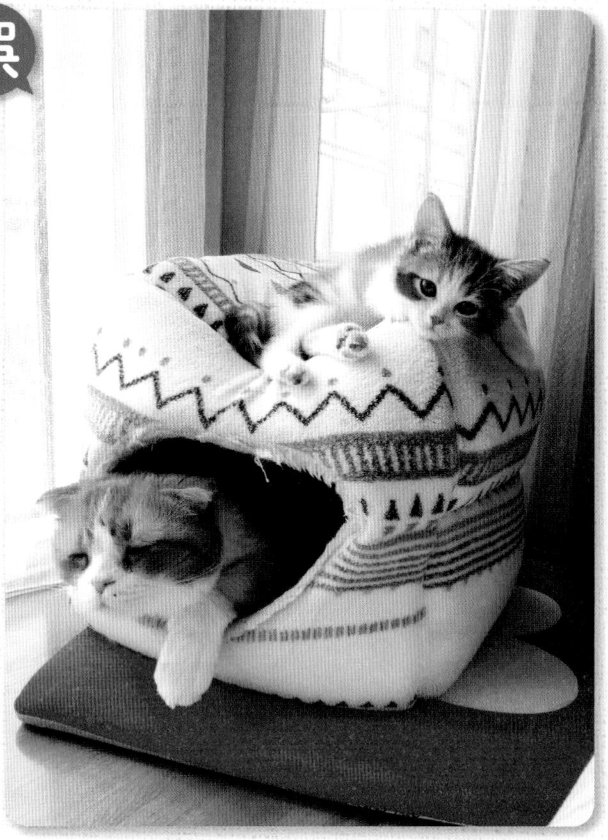

まちがいは5つ。1分で探してにゃ。

北海道／みうらさんちのちーちゃん（上）、まんまるくん（下）

解答は68ページ

36 フタをしたねこ

1分で見つけた数	個
全部見つけるまでの時間	分　秒

通せんぼしたにゃ

正

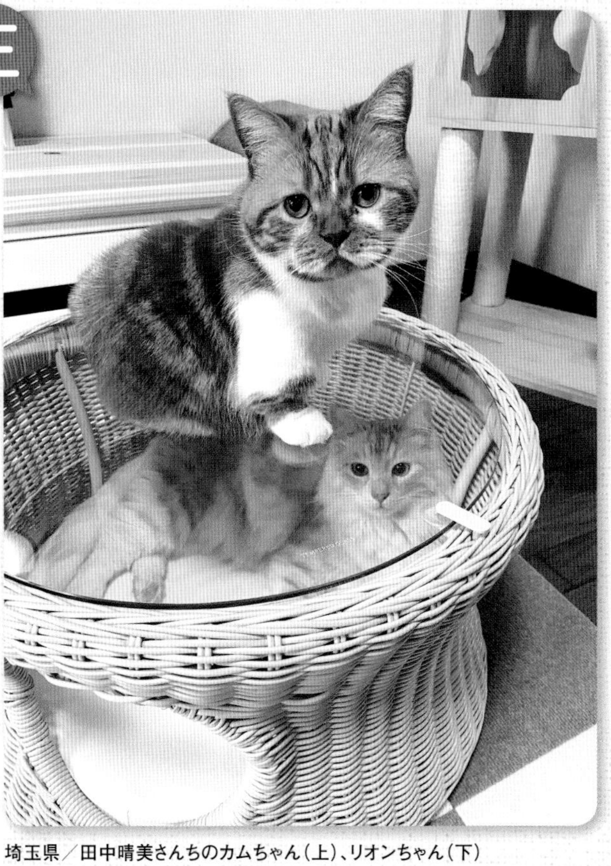

誤

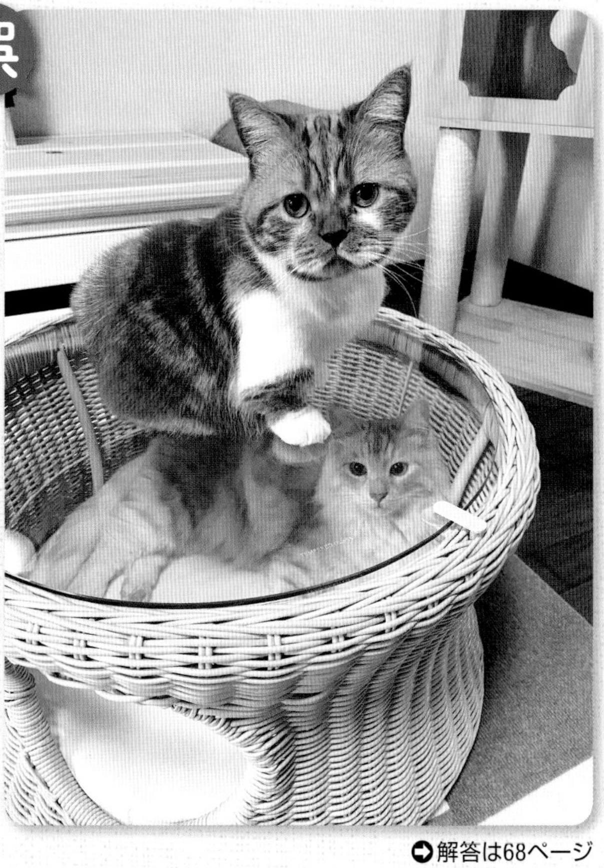

まちがいは5つ。1分で探してにゃ。

埼玉県／田中晴美さんちのカムちゃん（上）、リオンちゃん（下）

解答は68ページ

37 サボりねこ

BBQの準備
するんだって

1分で見つけた数	個
全部見つけるまでの時間	分　秒

正

イス
組み立ててる
フリしようぜ

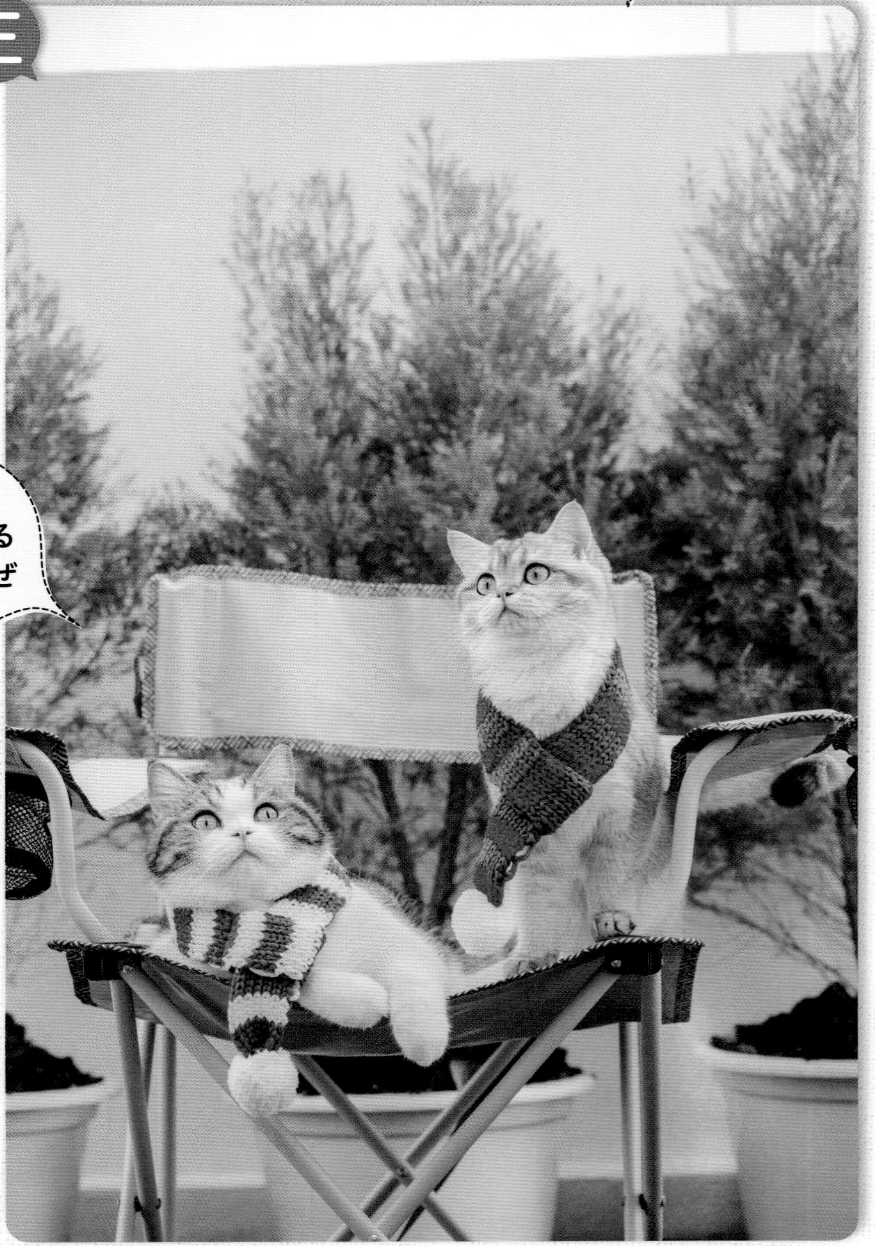

誤

まちがいは5つ。1分で探してにゃ。

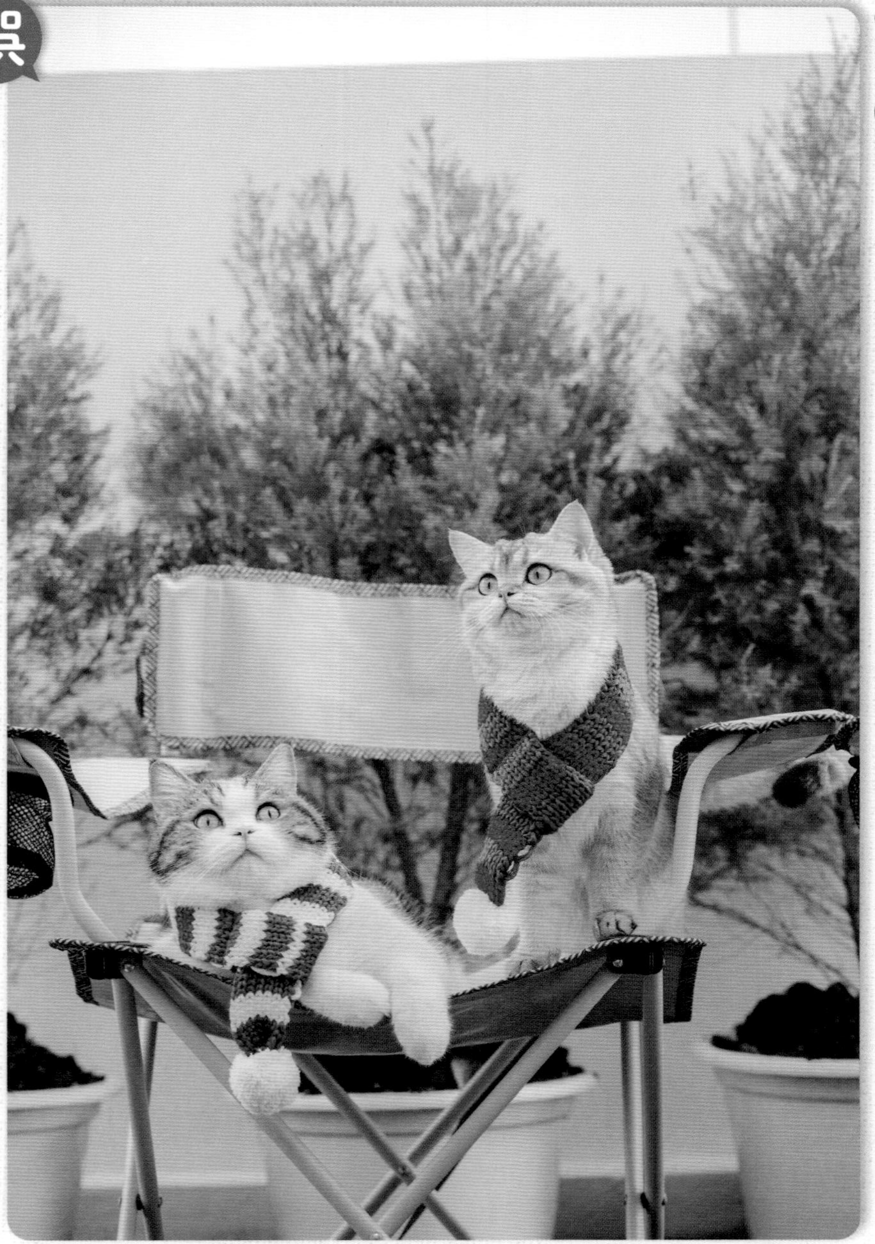

➡解答は68ページ

38 決意ねこ

わたしは、あの太陽に誓う…！
…あ、電球だった

1分で見つけた数	個	
全部見つけるまでの時間	分	秒

正

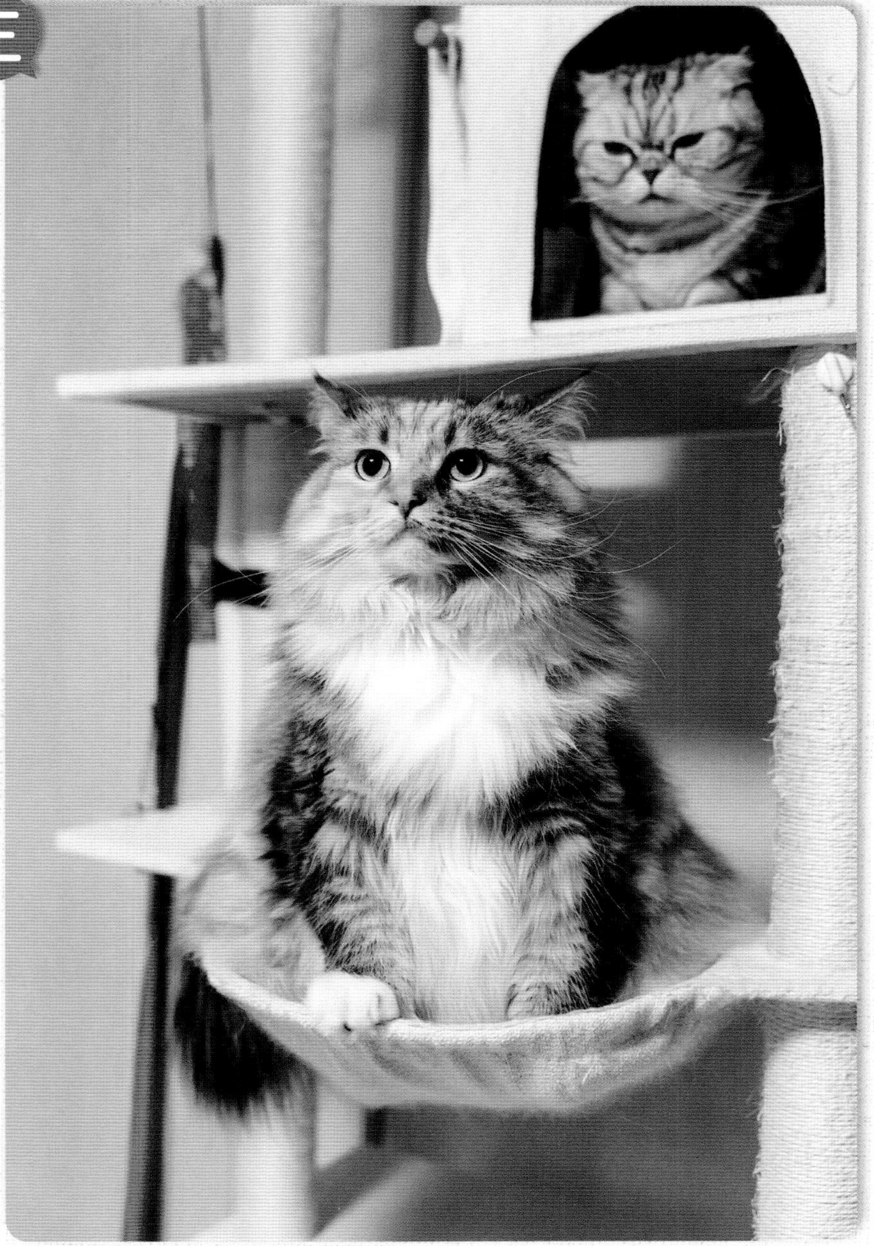

誤

まちがいは5つ。1分で探してにゃ。

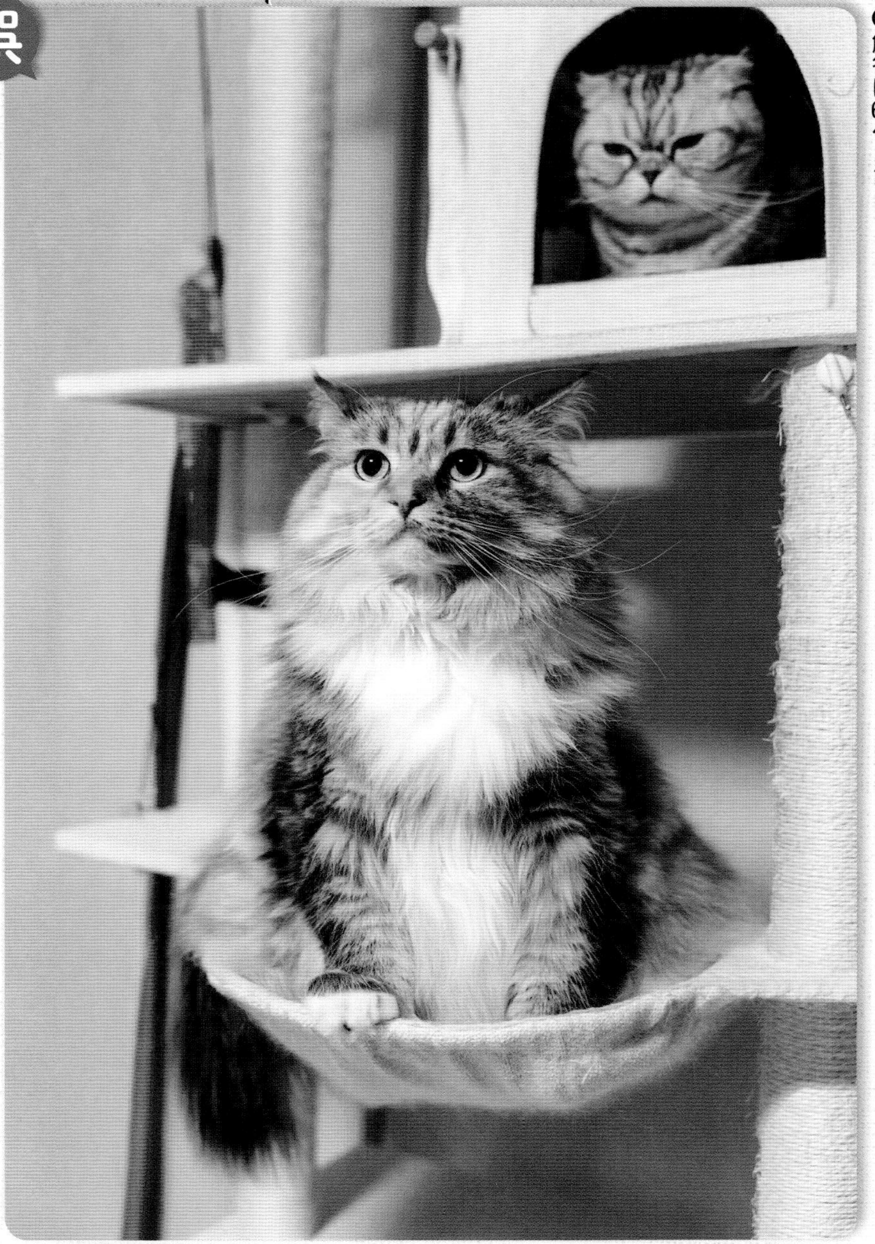

➡解答は68ページ

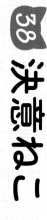

39 監察にゃん

おやつの計量、
今日から立ち合いますね

1分で見つけた数	個
全部見つけるまでの時間	分　秒

正

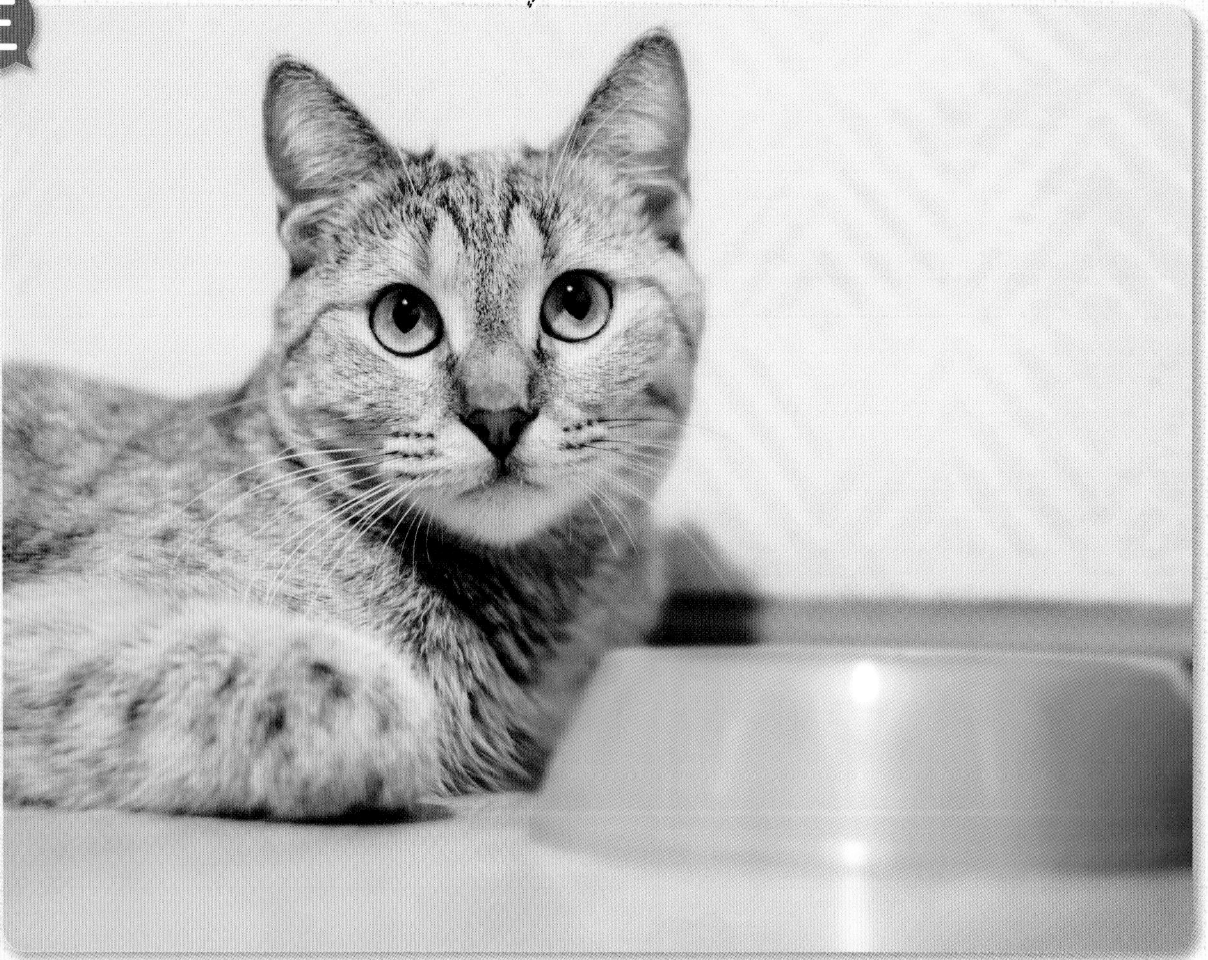

誤

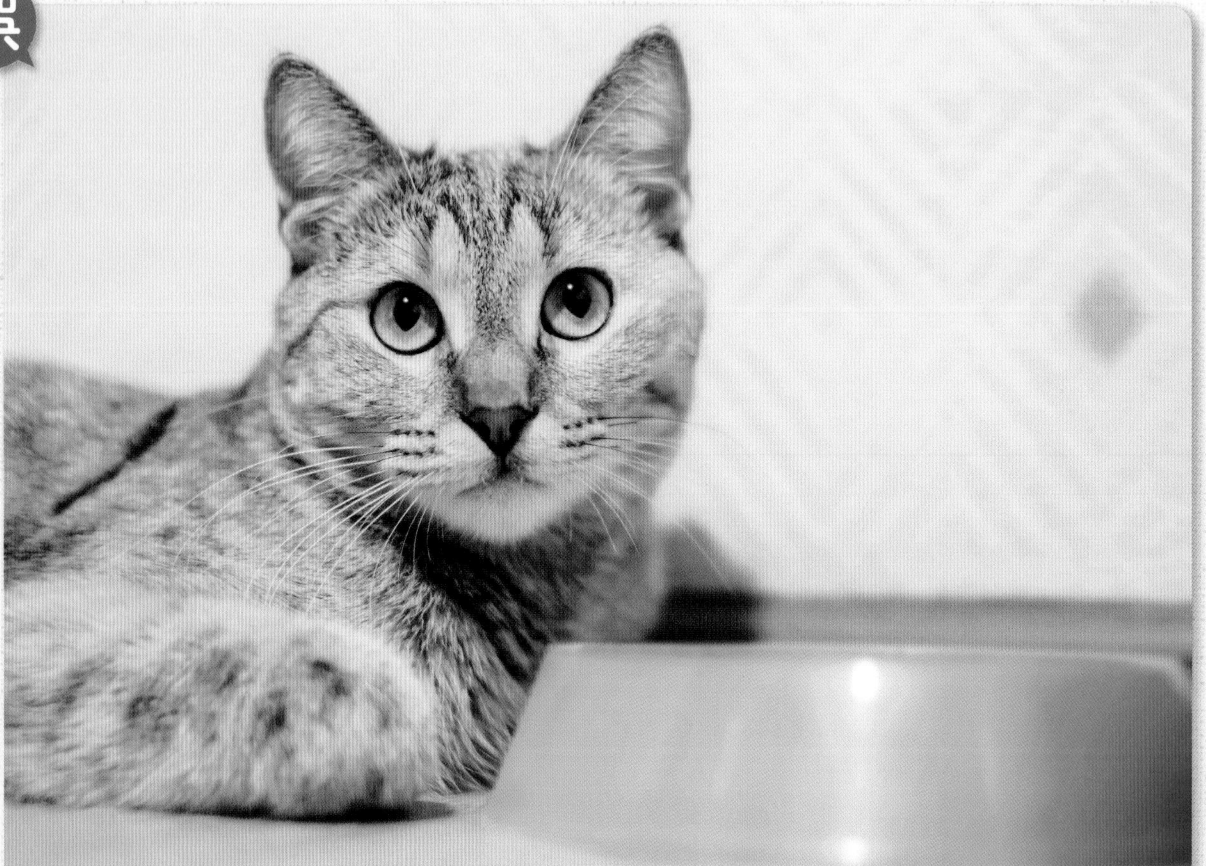

まちがいは5つ。1分で探してにゃ。

➡解答は69ページ

40 隠ぺいねこ

折れちゃった盆栽の先っちょは
この下に入れておけばバレにゃい…
はず…

1分で見つけた数	個
全部見つけるまでの時間	分　秒

正

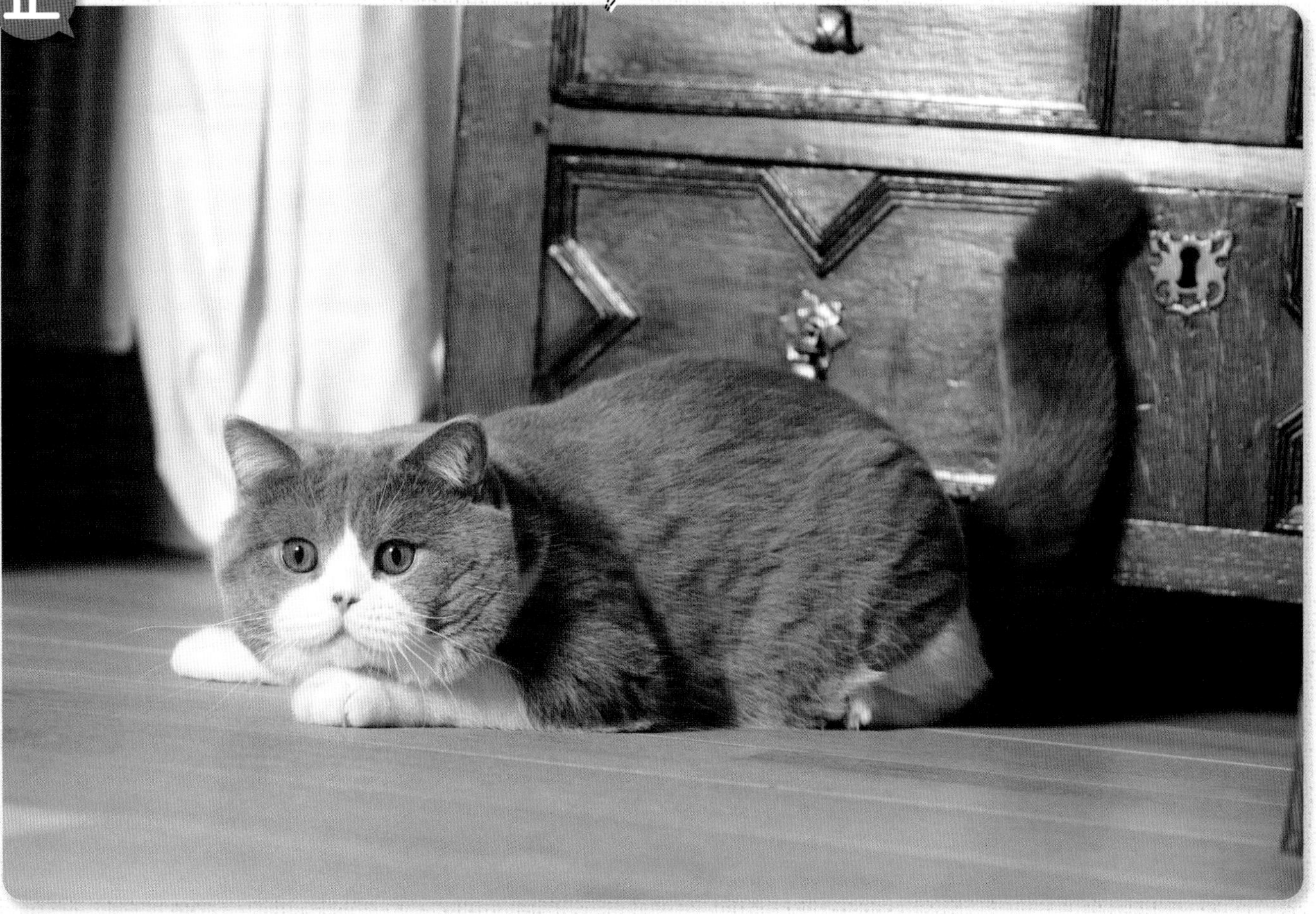

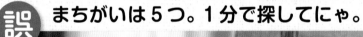

誤　まちがいは5つ。1分で探してにゃ。

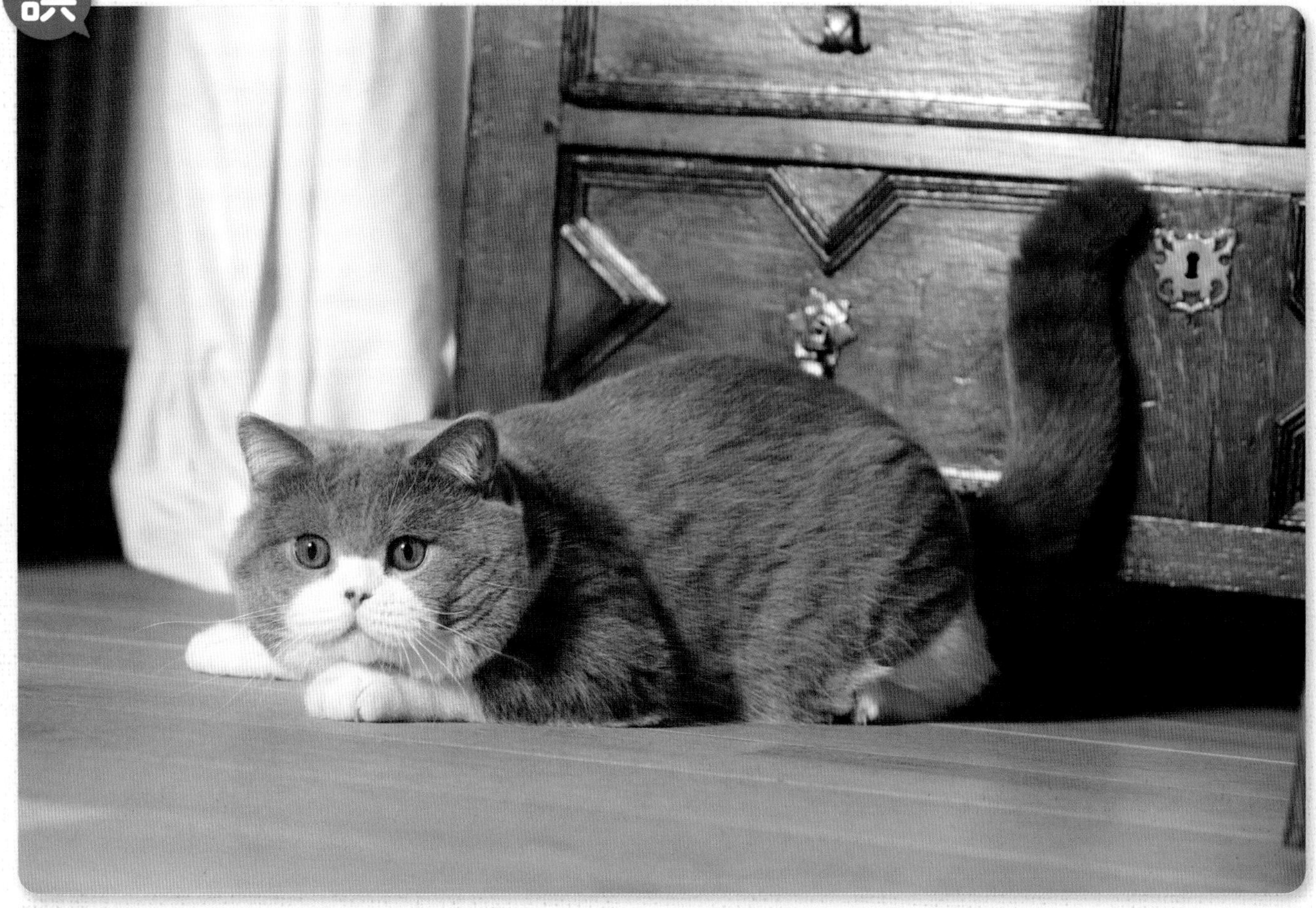

➡解答は69ページ

41 目で訴えるねこ

1分で見つけた数	個
全部見つけるまでの時間	分　秒

正

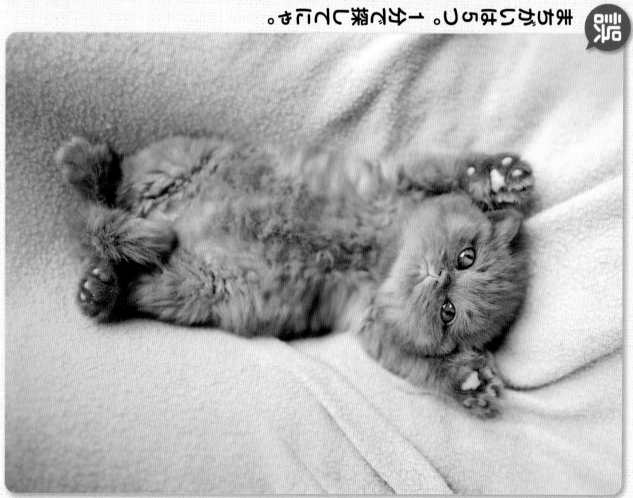

誤

まちがいは5つ。1分で探してにゃ。

➡解答は69ページ

42 トラを尻に敷くねこ

テレビ見たいから
今日のねこ集会
代わりに行ってきてにゃ

1分で見つけた数	個
全部見つけるまでの時間	分　秒

正

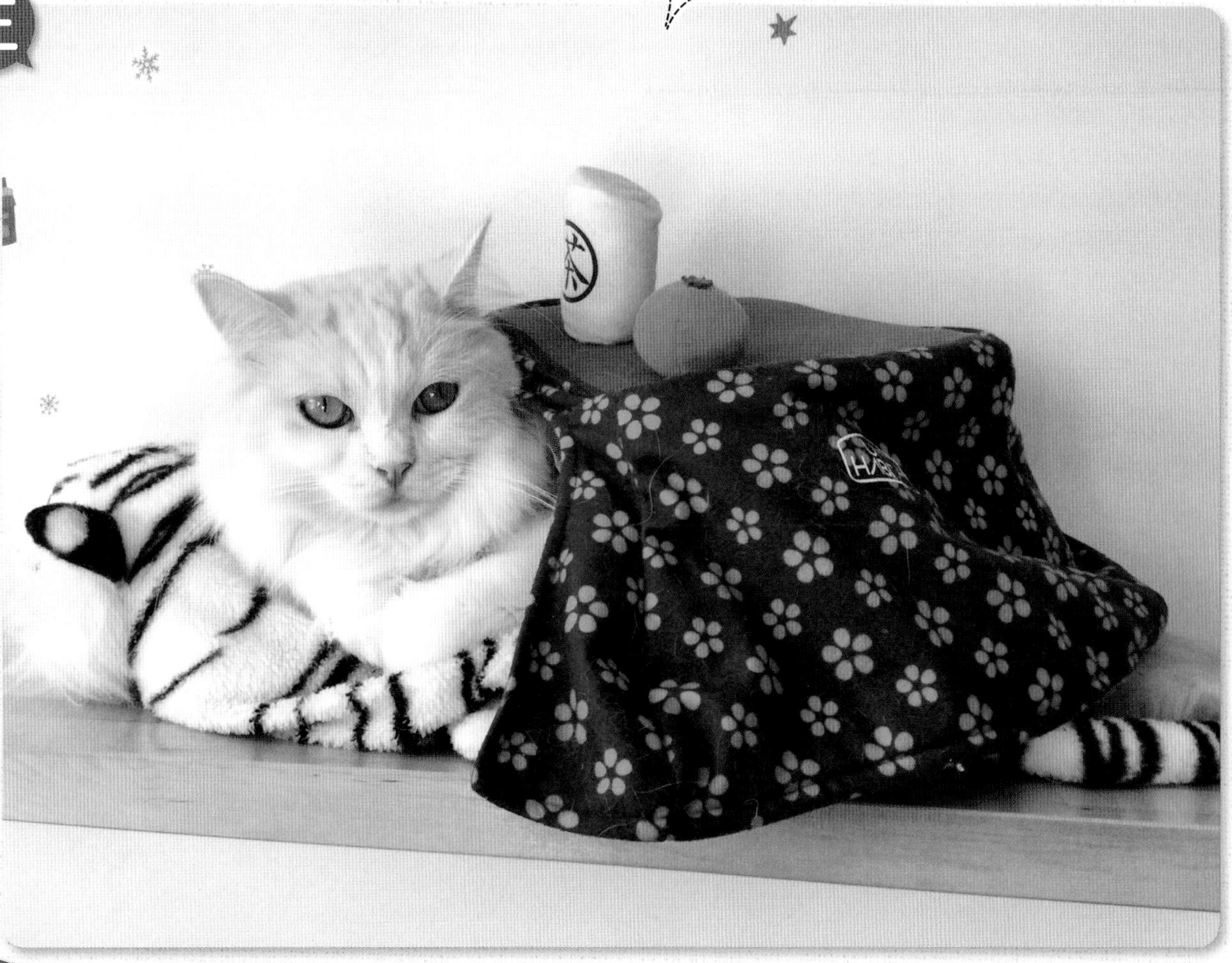

誤

まちがいは5つ。1分で探してにゃ。

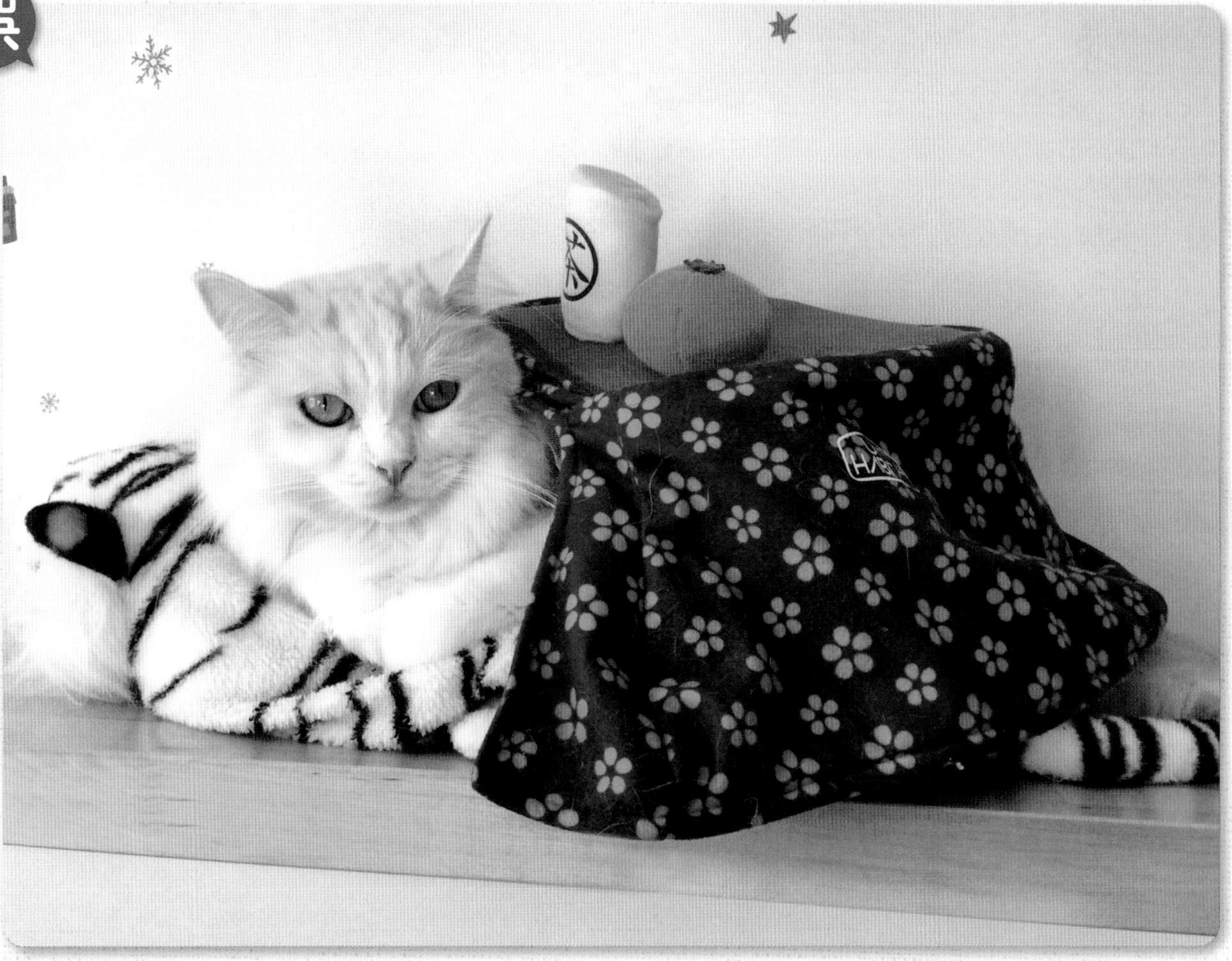

➡解答は69ページ

43 おねだり練習ねこ

おねがいごとがあるときは
ママがこうしなさいって

1分で見つけた数	個
全部見つけるまでの時間	分　秒

正

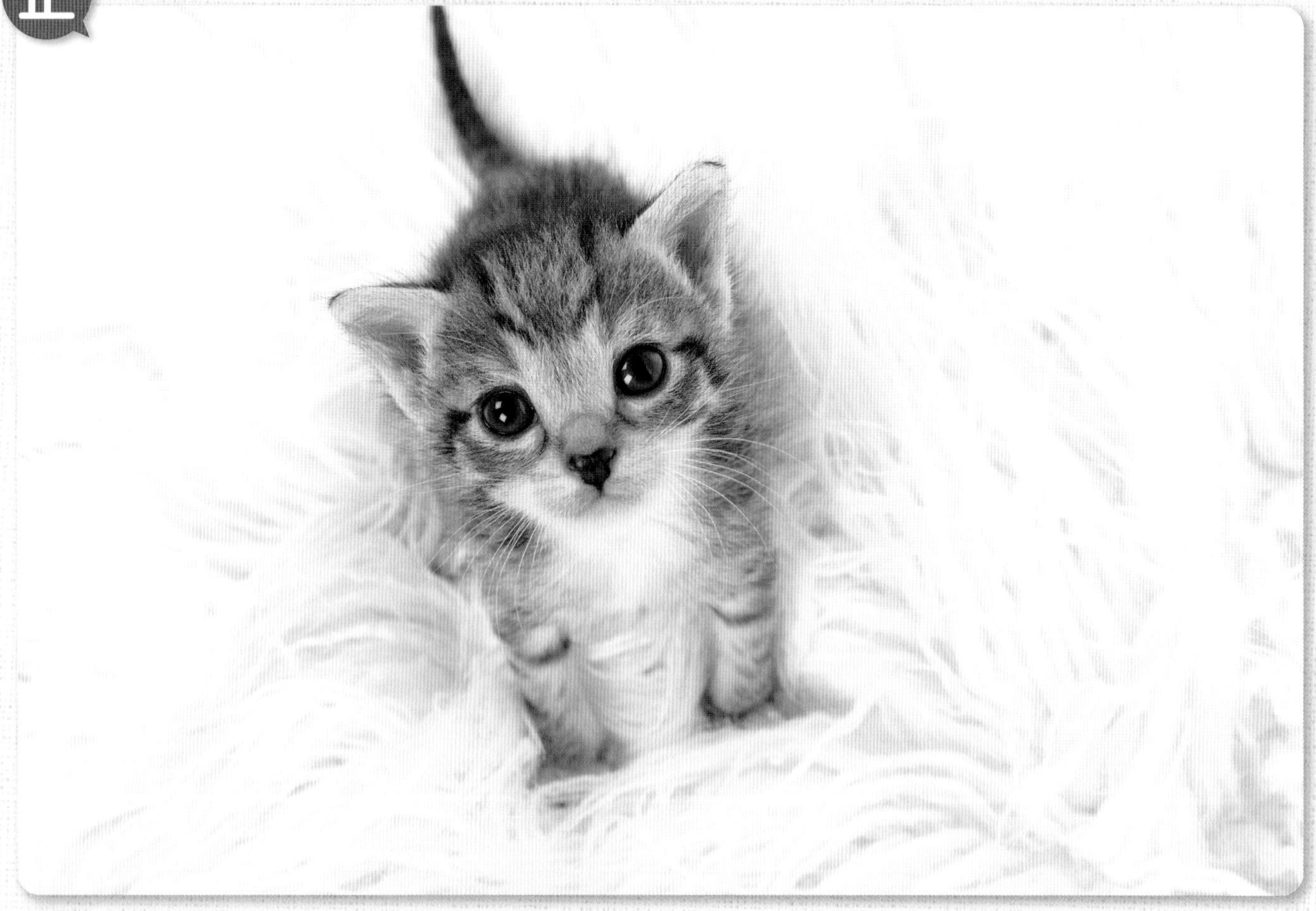

誤

まちがいは５つ。１分で探してにゃ。

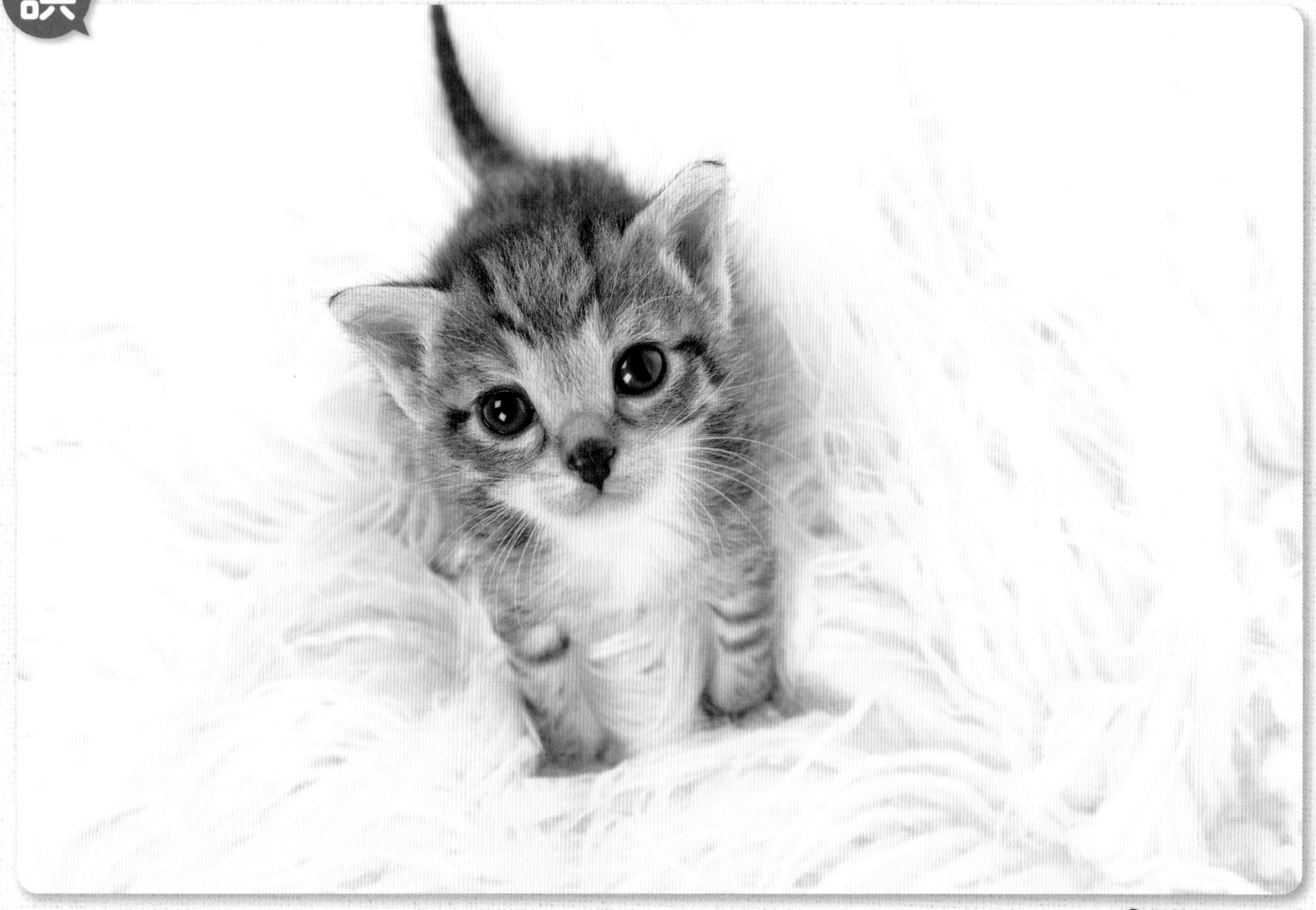

➡解答は69ページ

44 遊びたいねこ

ダルマ落とし
やろうよー

1分で見つけた数	個
全部見つけるまでの時間	分　秒

正

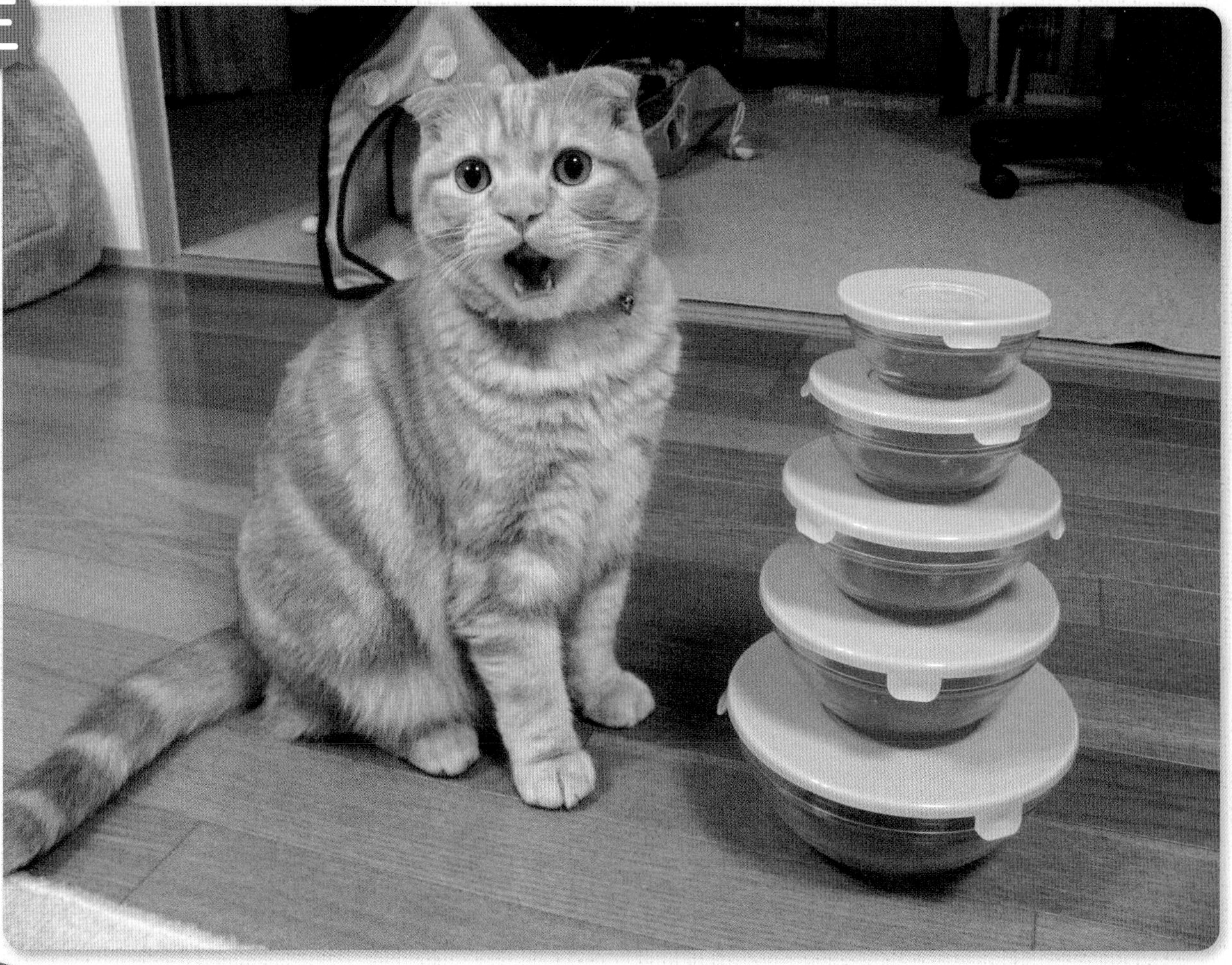

誤

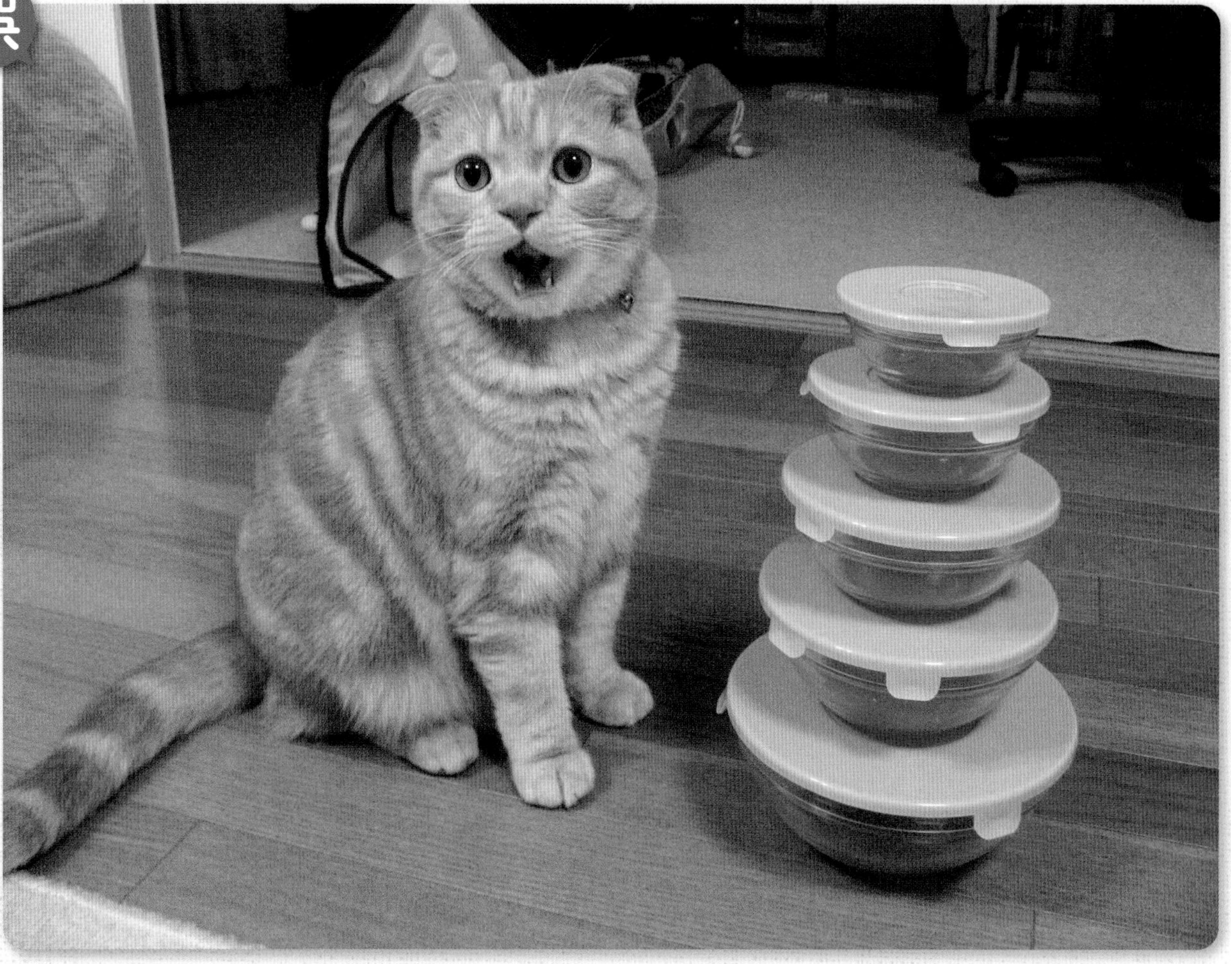

まちがいは5つ。1分で探してにゃ。

➡解答は69ページ

45 ヒマねこ

テヘッって
足でやってみた

おろかな…

1分で見つけた数	個
全部見つけるまでの時間	分　秒

正

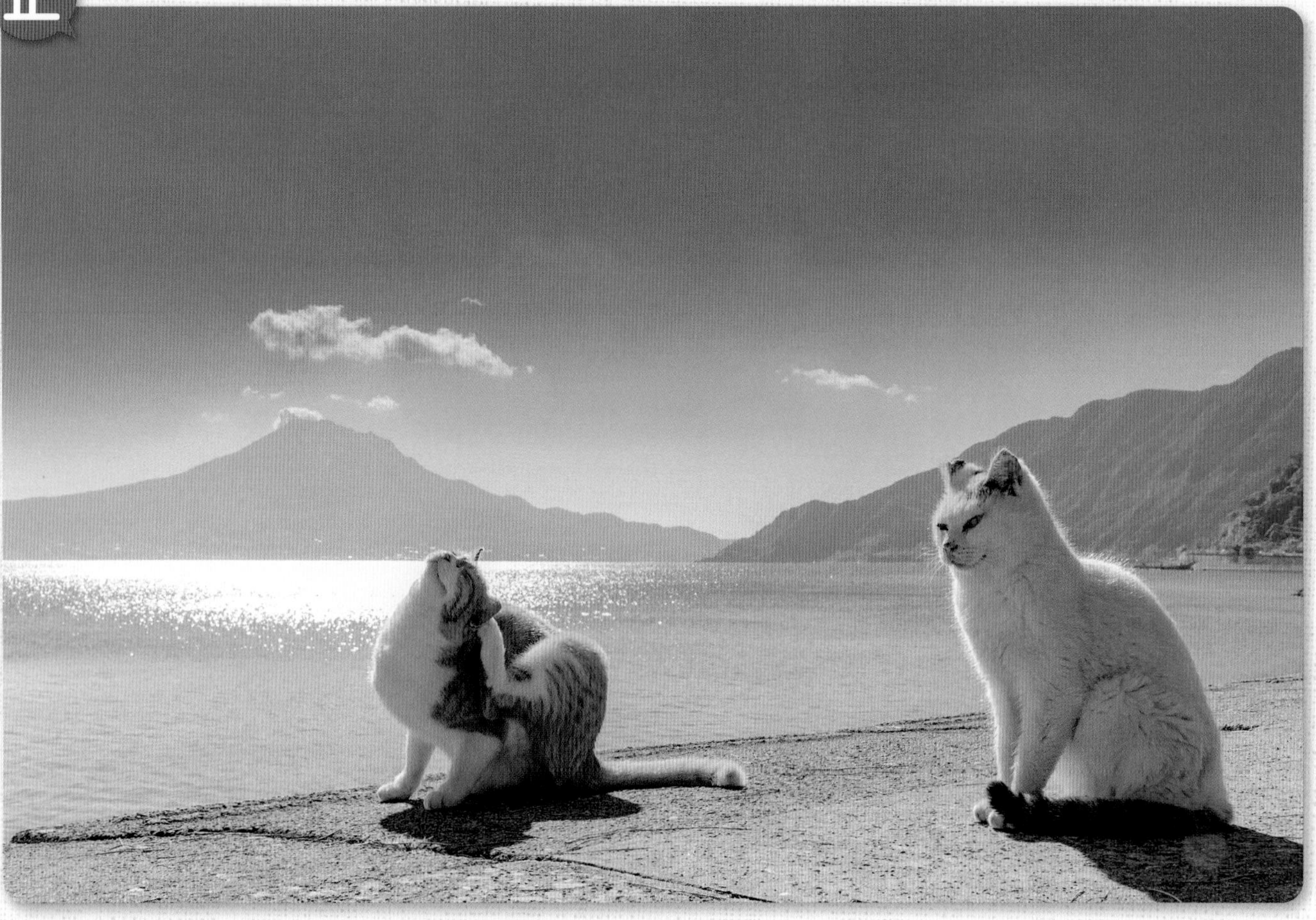

誤　まちがいは５つ。１分で探してにゃ。

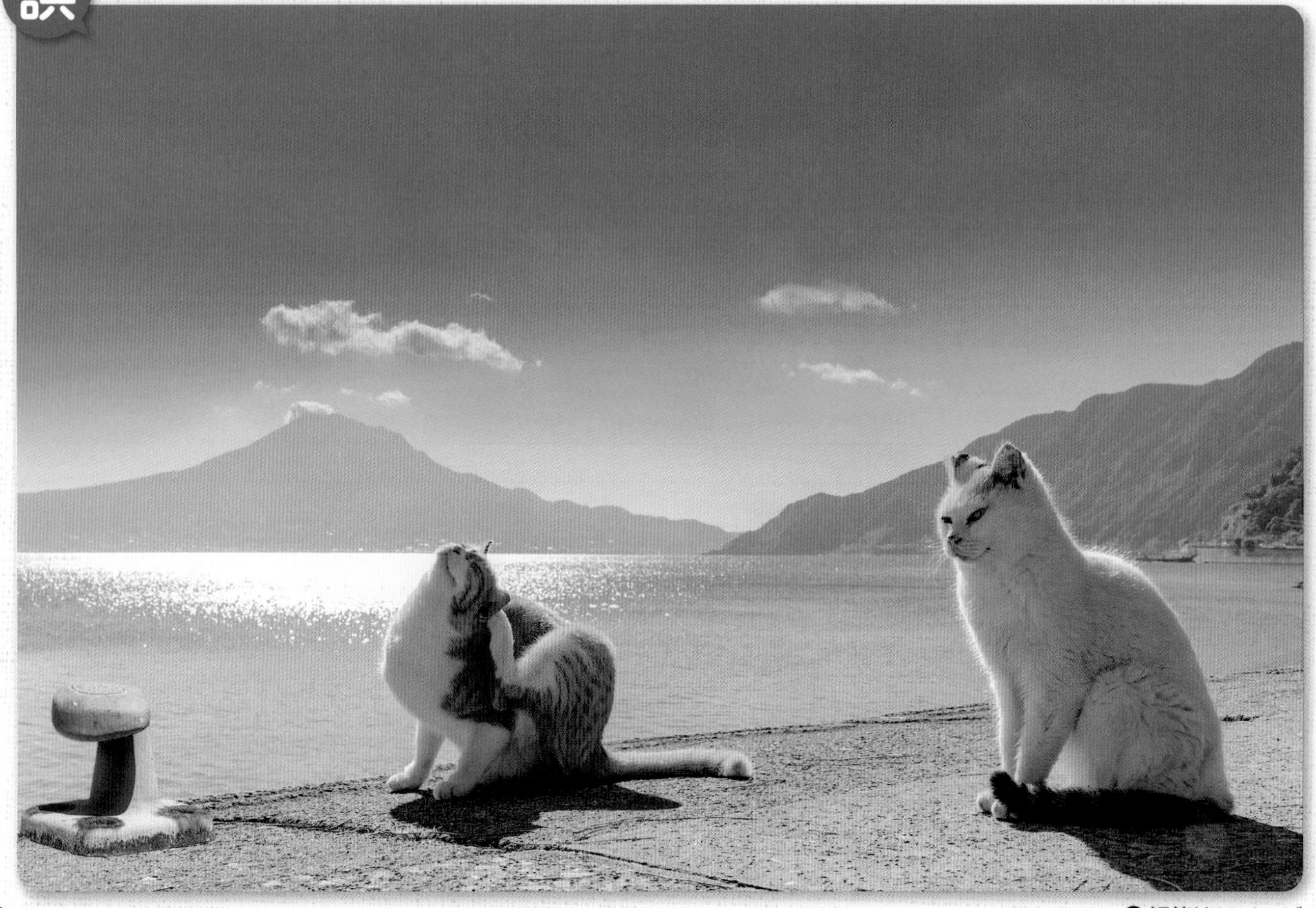

➡解答は69ページ

46 ヤドカリねこ

この宿は
なかなかいいぞ

1分で見つけた数	個
全部見つけるまでの時間	分　秒

正

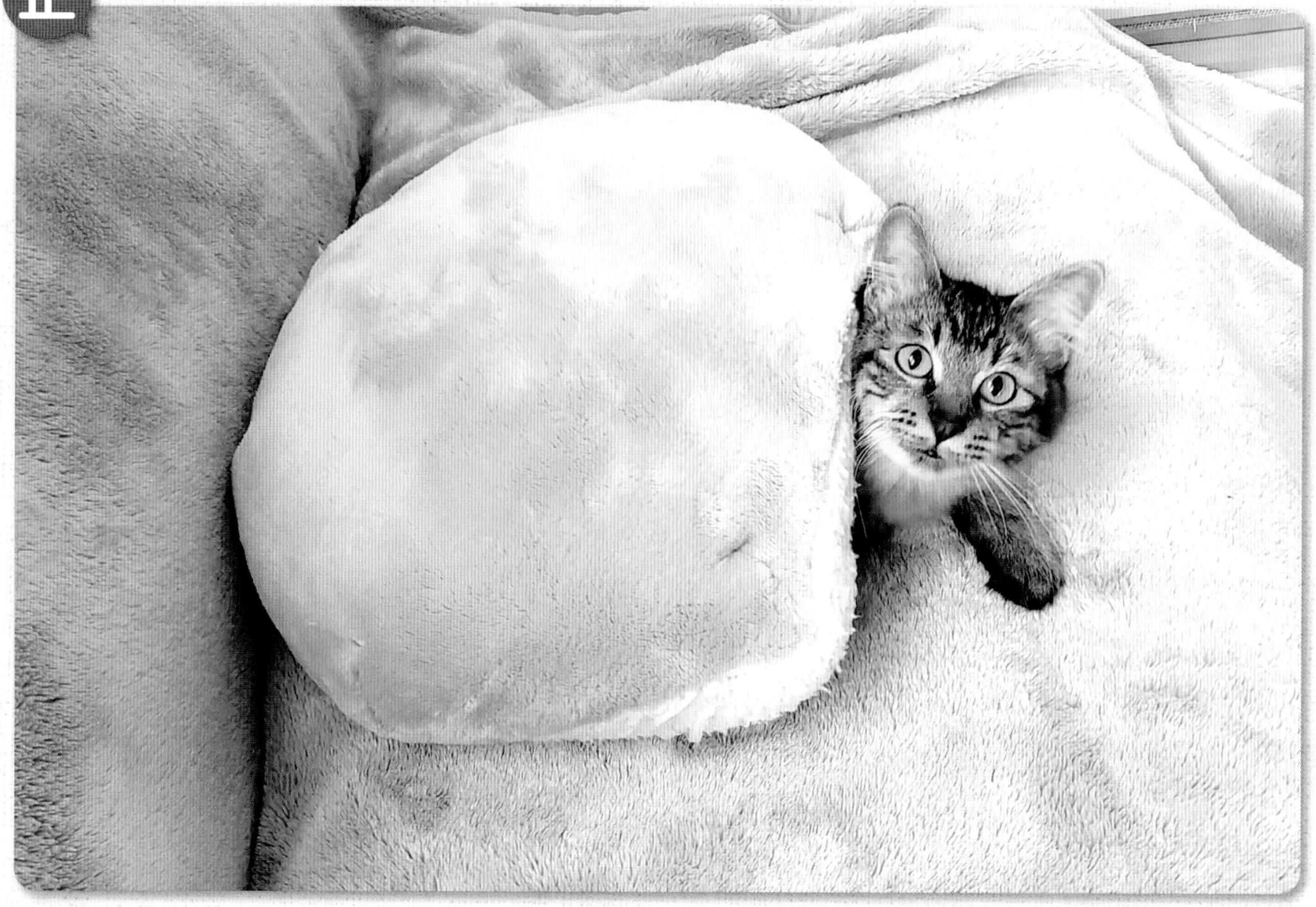

誤　まちがいは５つ。１分で探してにゃ。

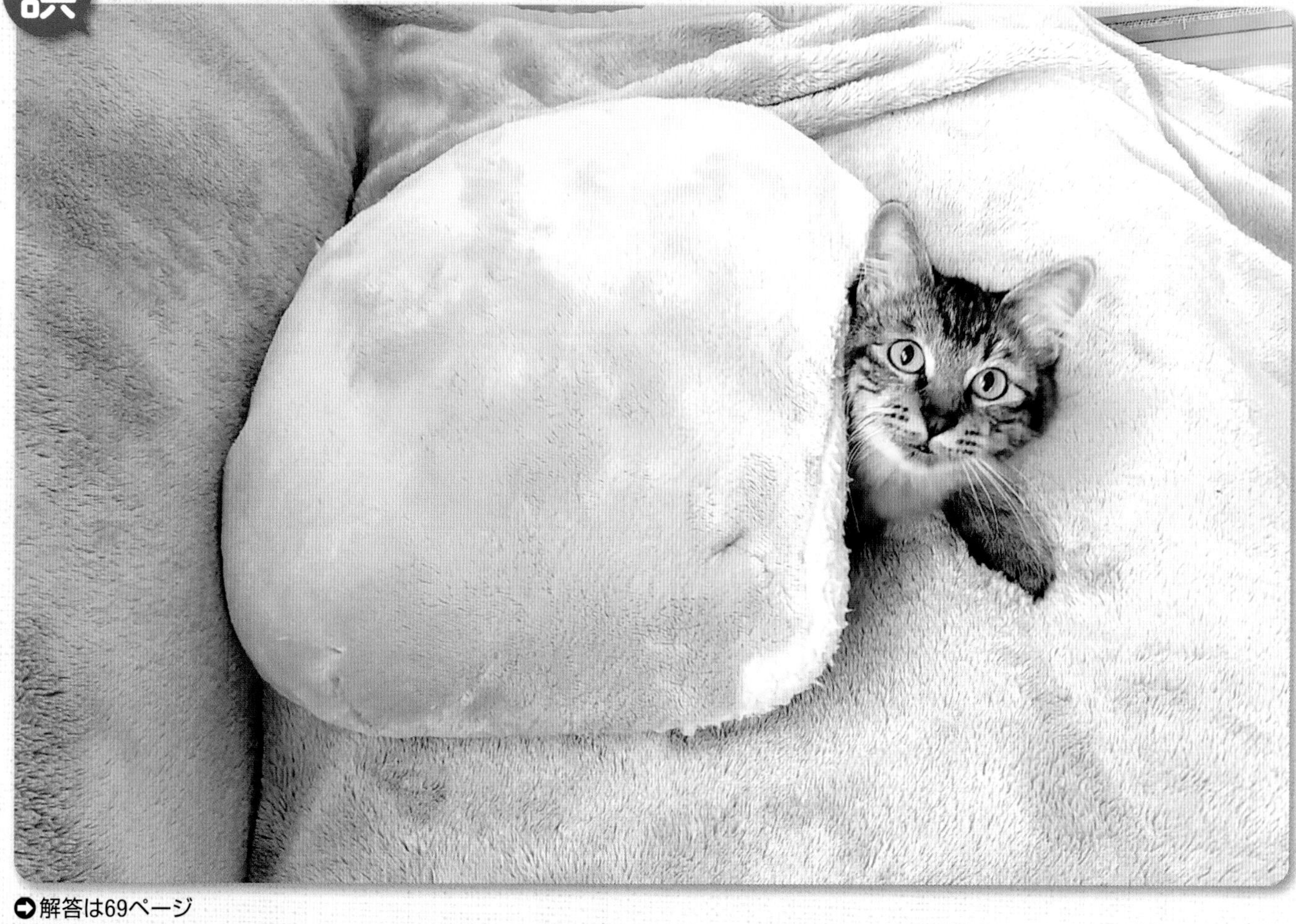

➡解答は69ページ

47 かまってねこ

パパと遊びたいのに
まだ寝てるにゃ。
早く起きるにゃ

1分で見つけた数	個
全部見つけるまでの時間	分　秒

正

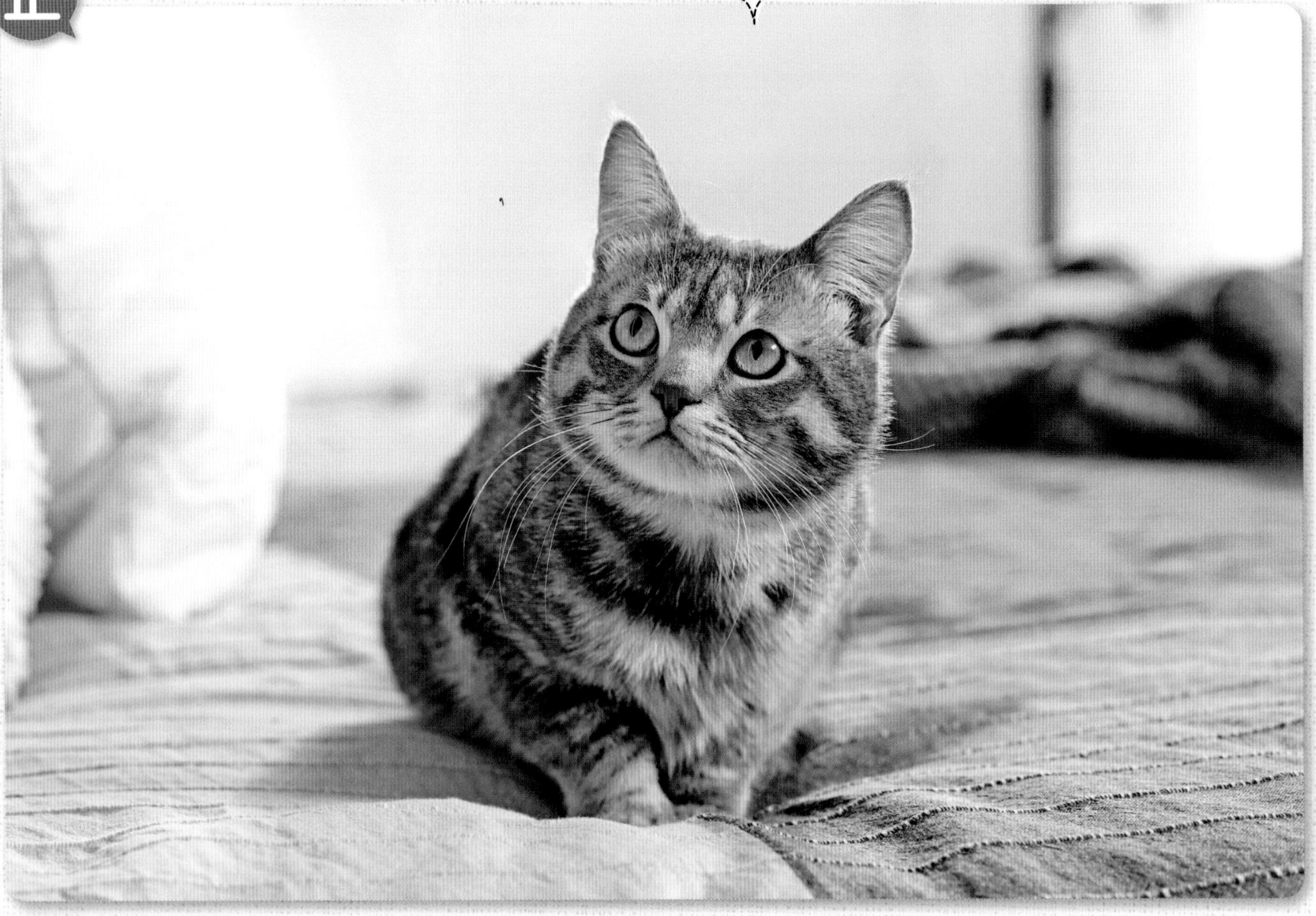

誤　まちがいは5つ。1分で探してにゃ。

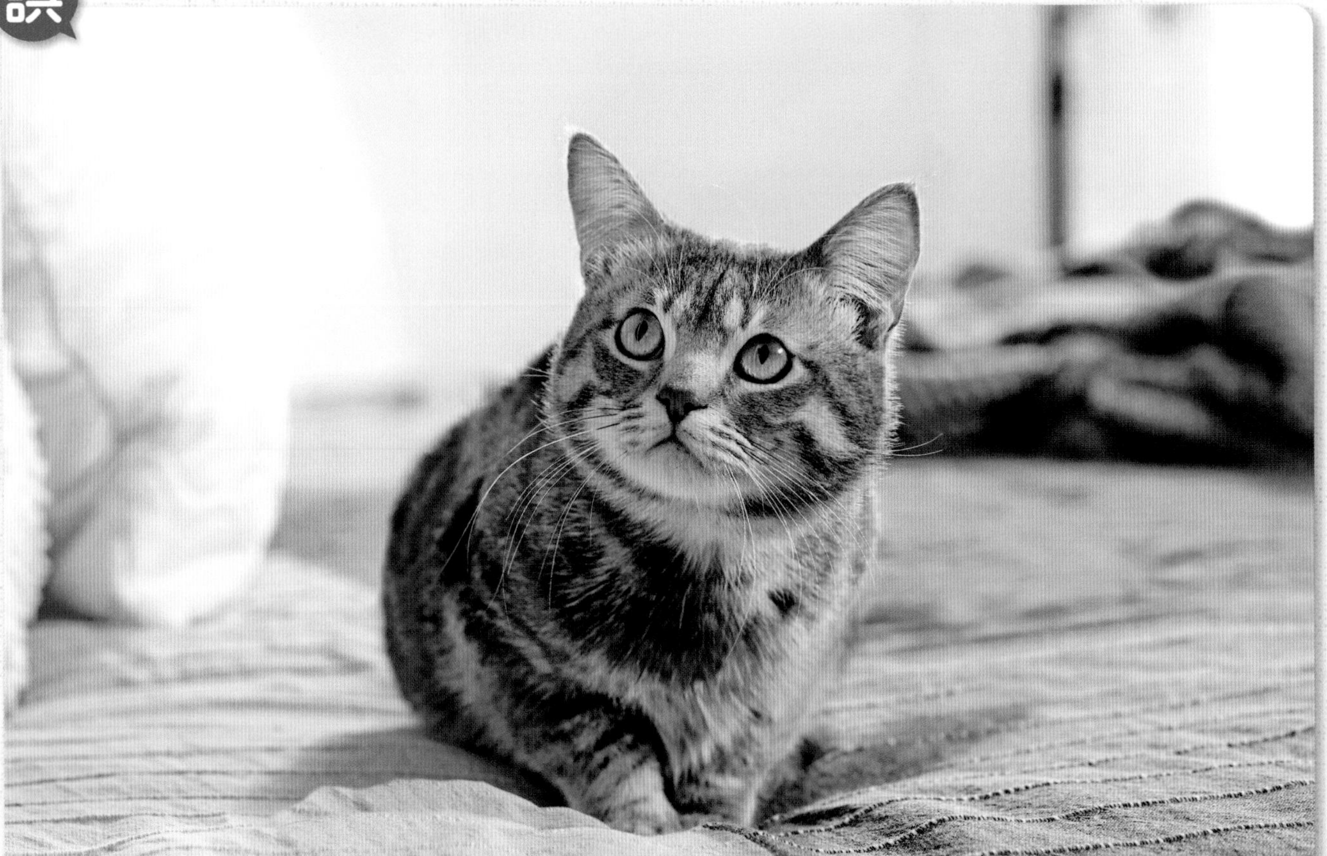

➡解答は70ページ

48 わんにゃんのお昼寝

いぬさんは腕まくらより、
おなかまくらが
気持ちいいにゃ

1分で見つけた数	個
全部見つけるまでの時間	分　秒

正

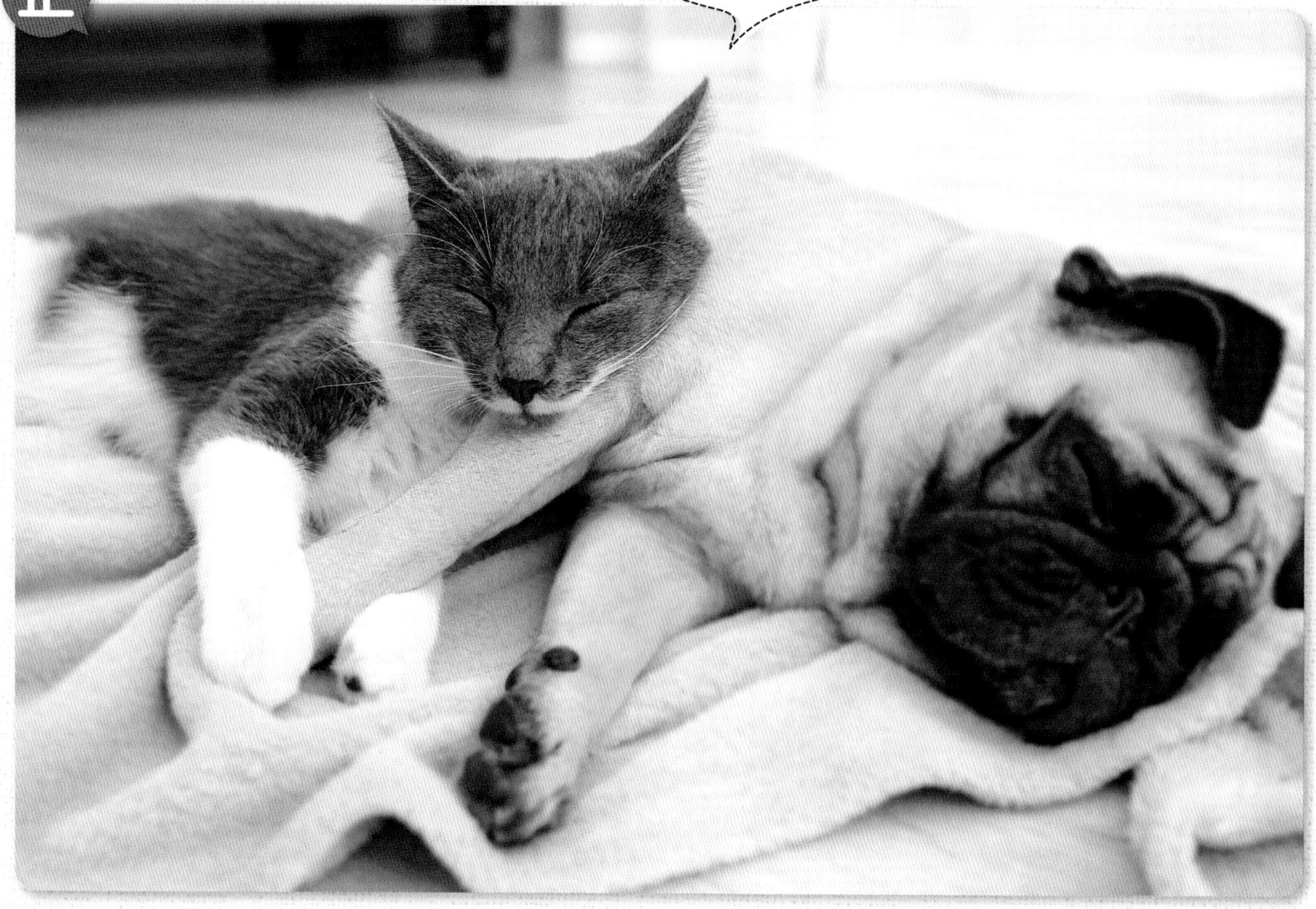

誤

まちがいは５つ。１分で探してにゃ。

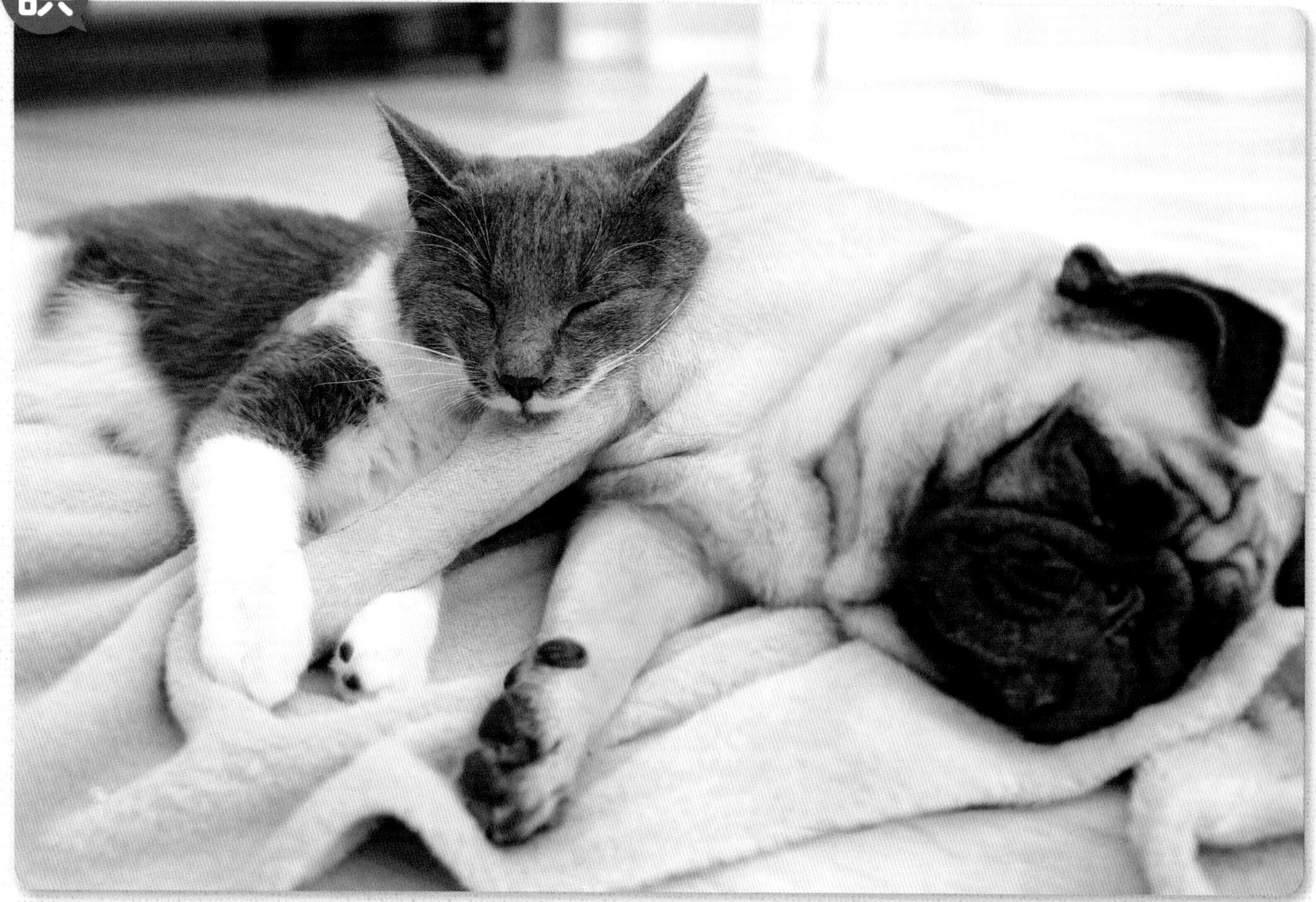

➡解答は70ページ

49 素材を味わうねこ

お洋服より
この毛糸のほうが
欲しいの

1分で見つけた数	個
全部見つけるまでの時間	分　秒

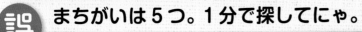

正

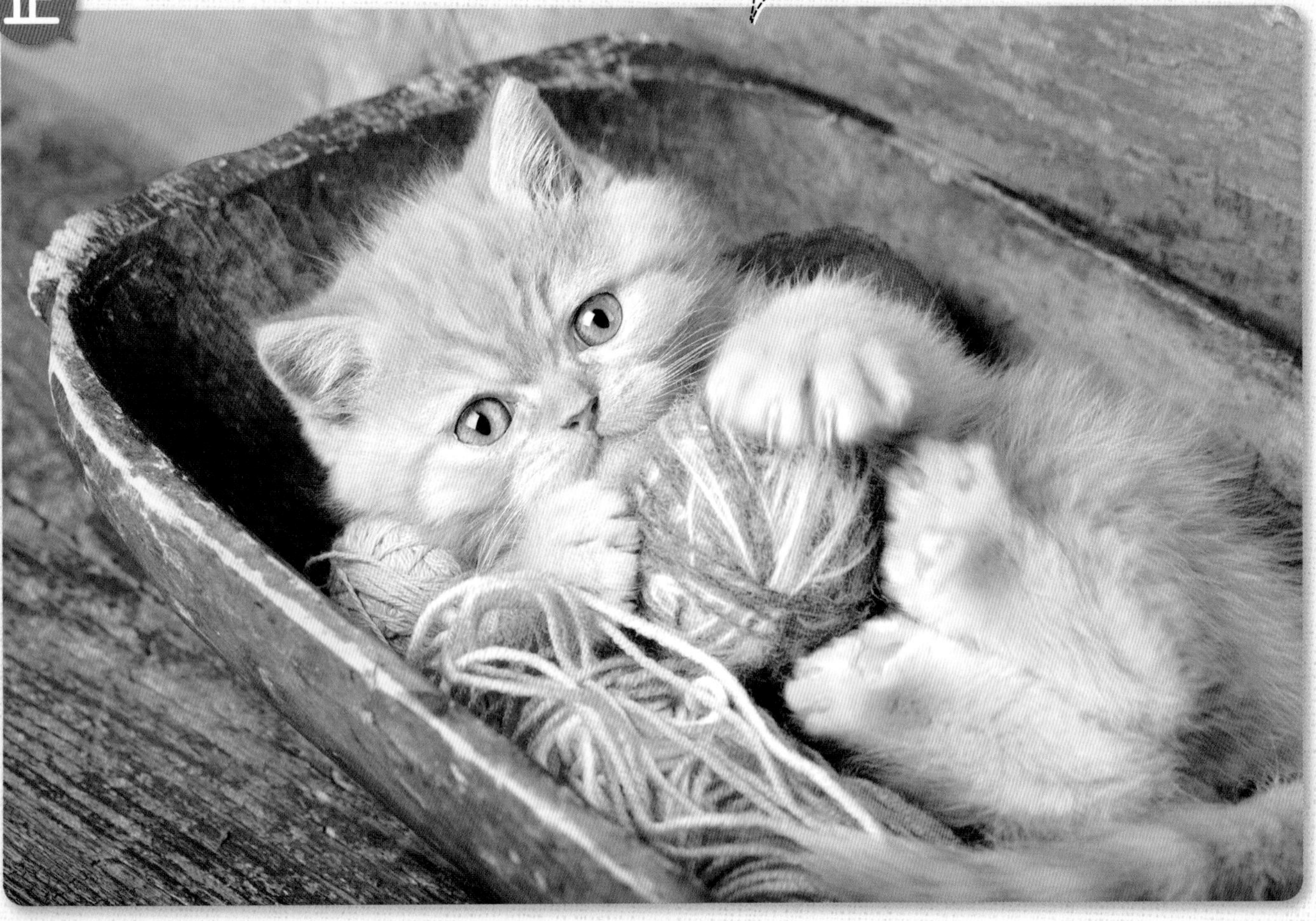

誤　まちがいは５つ。１分で探してにゃ。

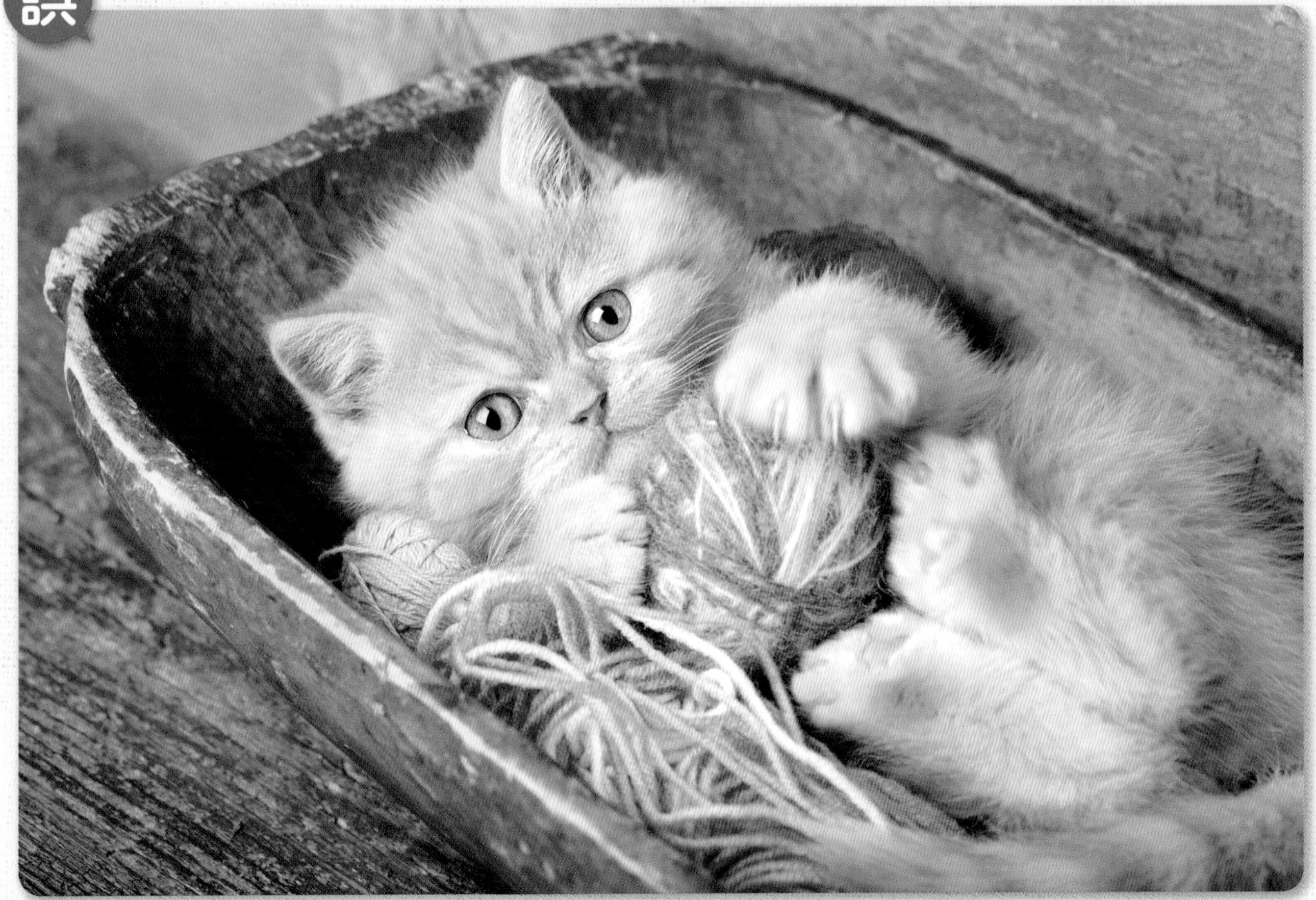

➡解答は70ページ

50 肌さむねこ

あの～背中のあたりの毛布
もうちょっともらえます？

1分で見つけた数	個
全部見つけるまでの時間	分　秒

正

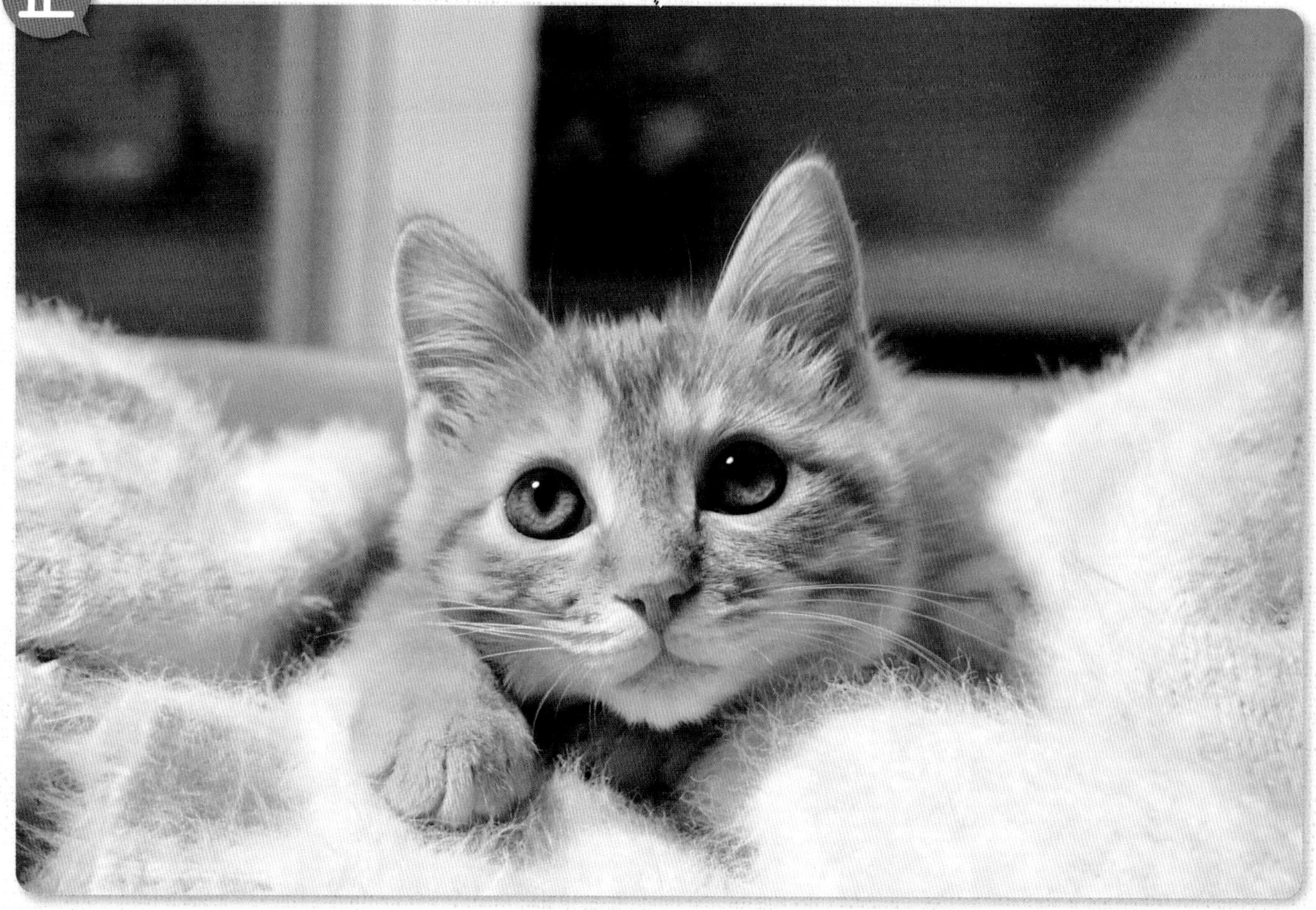

誤　まちがいは５つ。１分で探してにゃ。

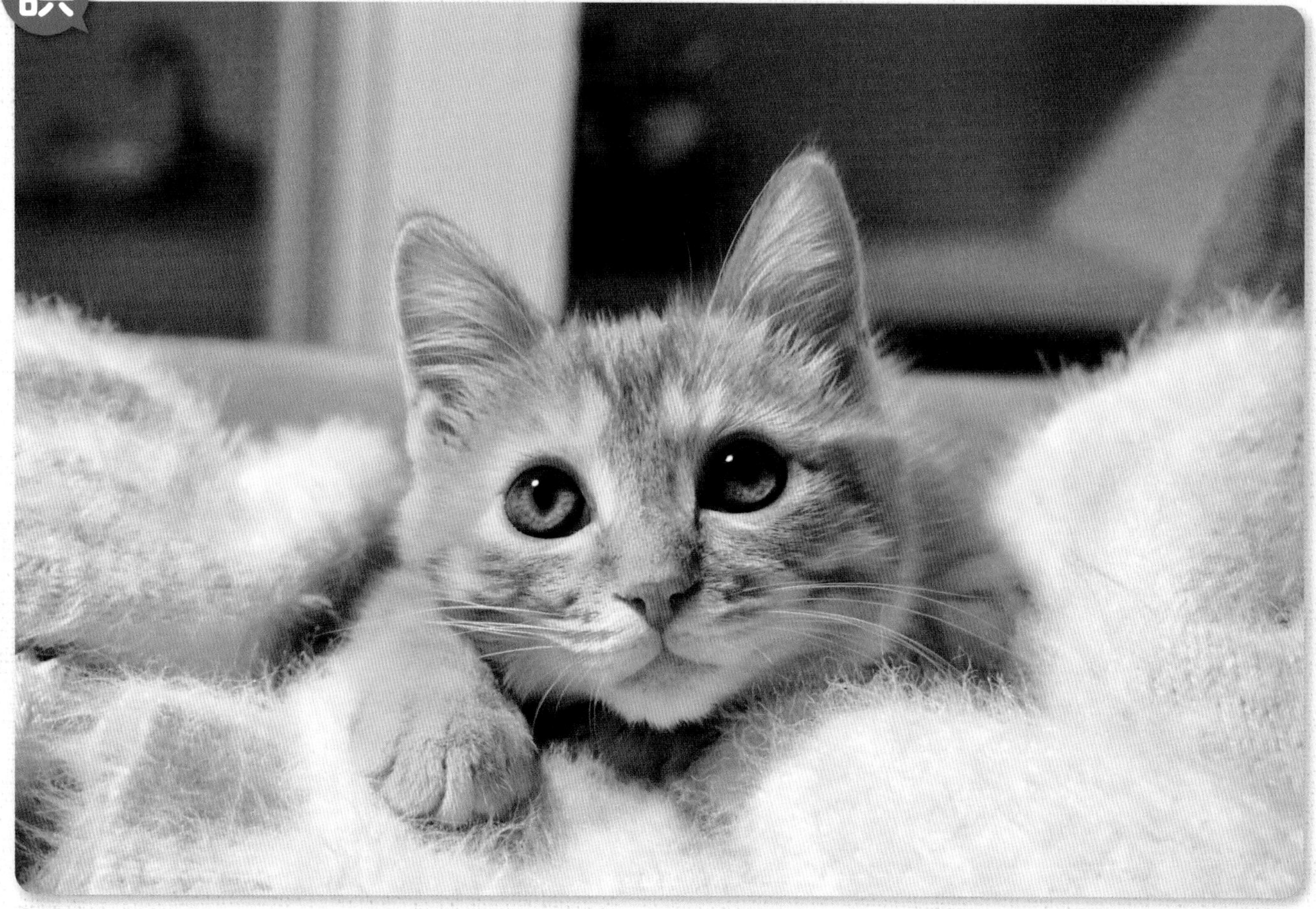

➡解答は70ページ

51 ちがうねこ

あ、この子が泣いてるのはボクのせいじゃないです

1分で見つけた数	個
全部見つけるまでの時間	分　秒

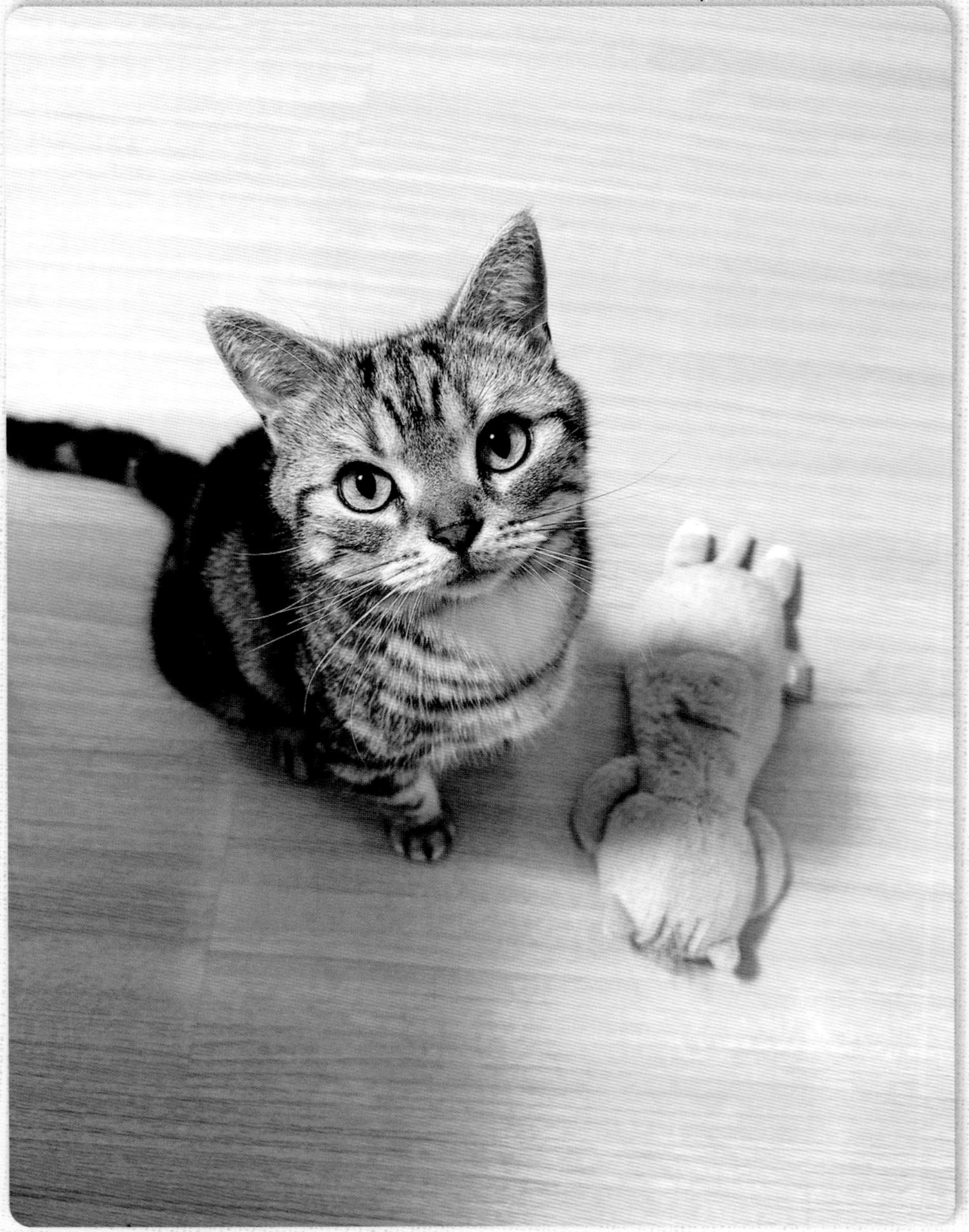

誤

まちがいは5つ。1分で探してにゃ。

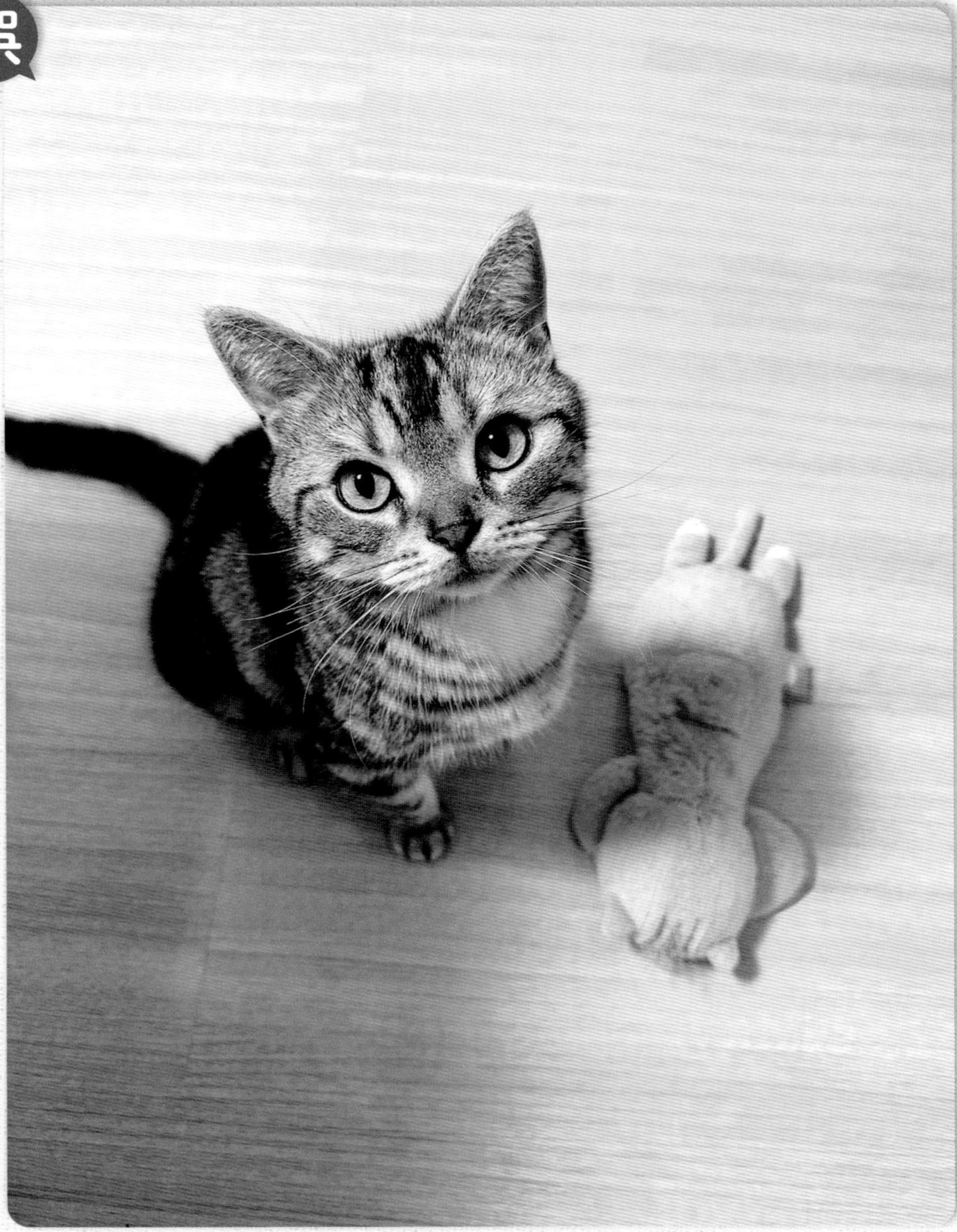

➡解答は70ページ

52 おいとまねこ

そろそろねこ集会の時間だから手を離すにゃ〜。
また遅刻したら会長に怒られるにゃ

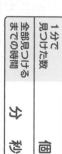

1分で見つけた数	個
全部見つけるまでの時間	分　秒

正

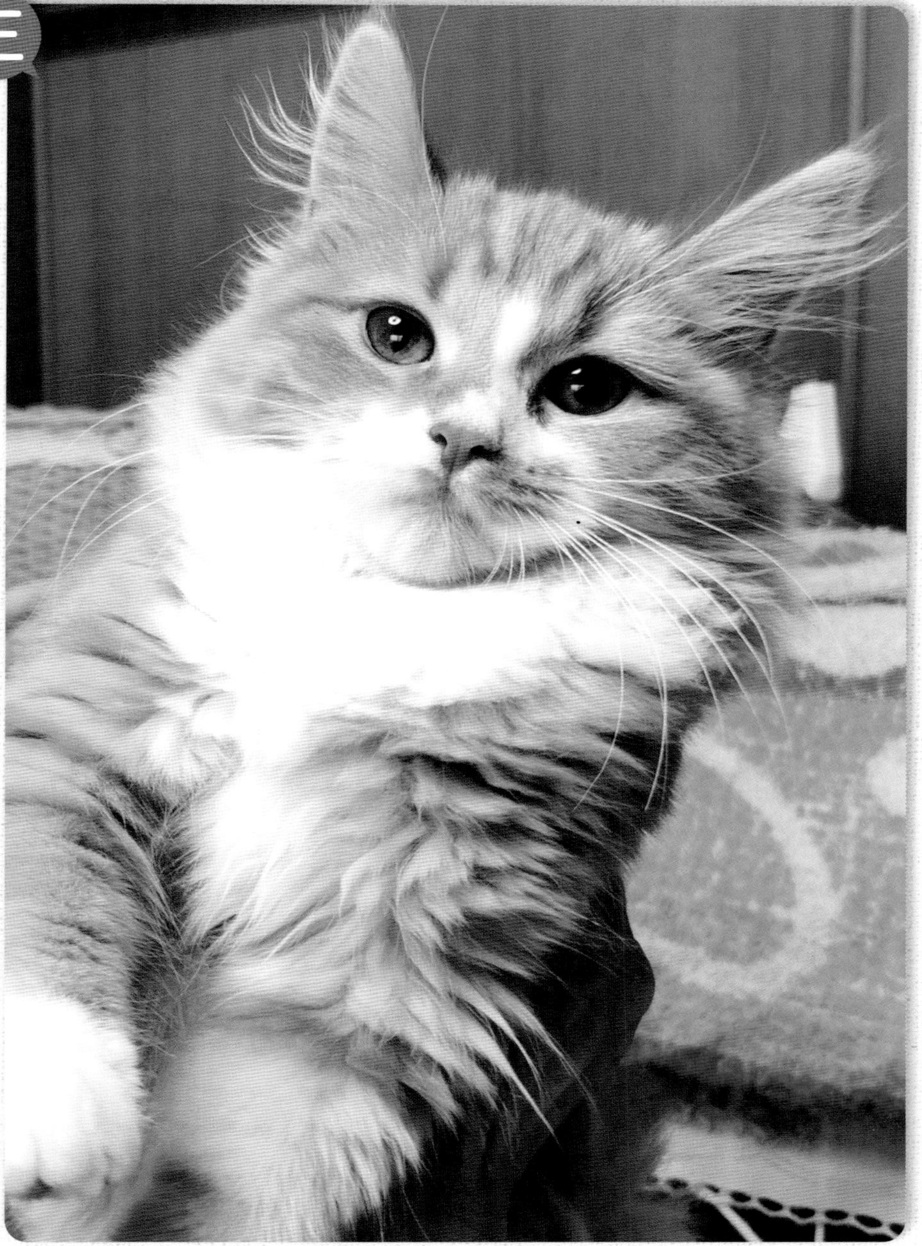

誤

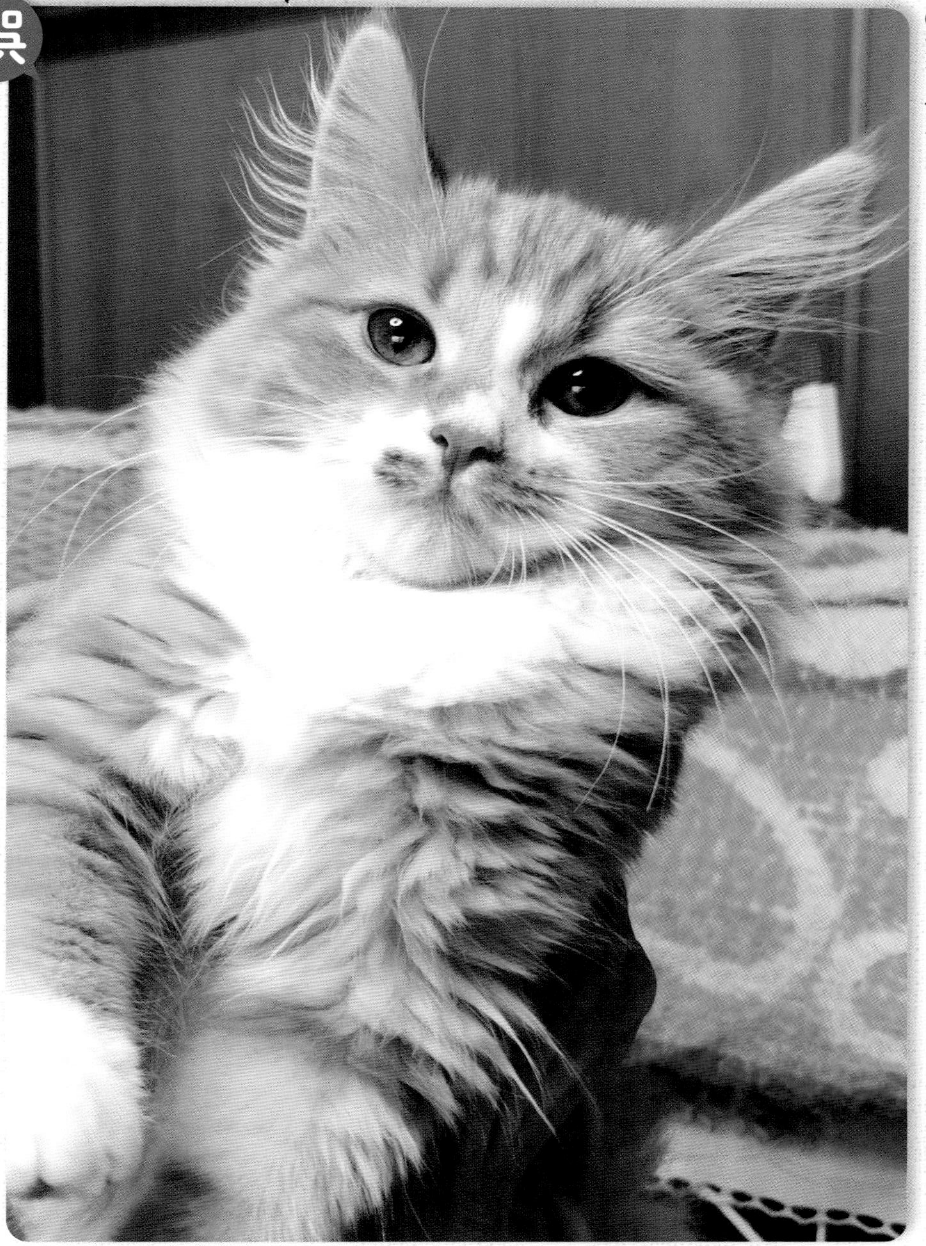

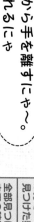

まちがいは5つ。1分で探してにゃ。

解答は70ページ

53 天使(?)ねこ

おじいちゃんのヒゲ
2つ借りてきました

1分で見つけた数	個
全部見つけるまでの時間	分　秒

正

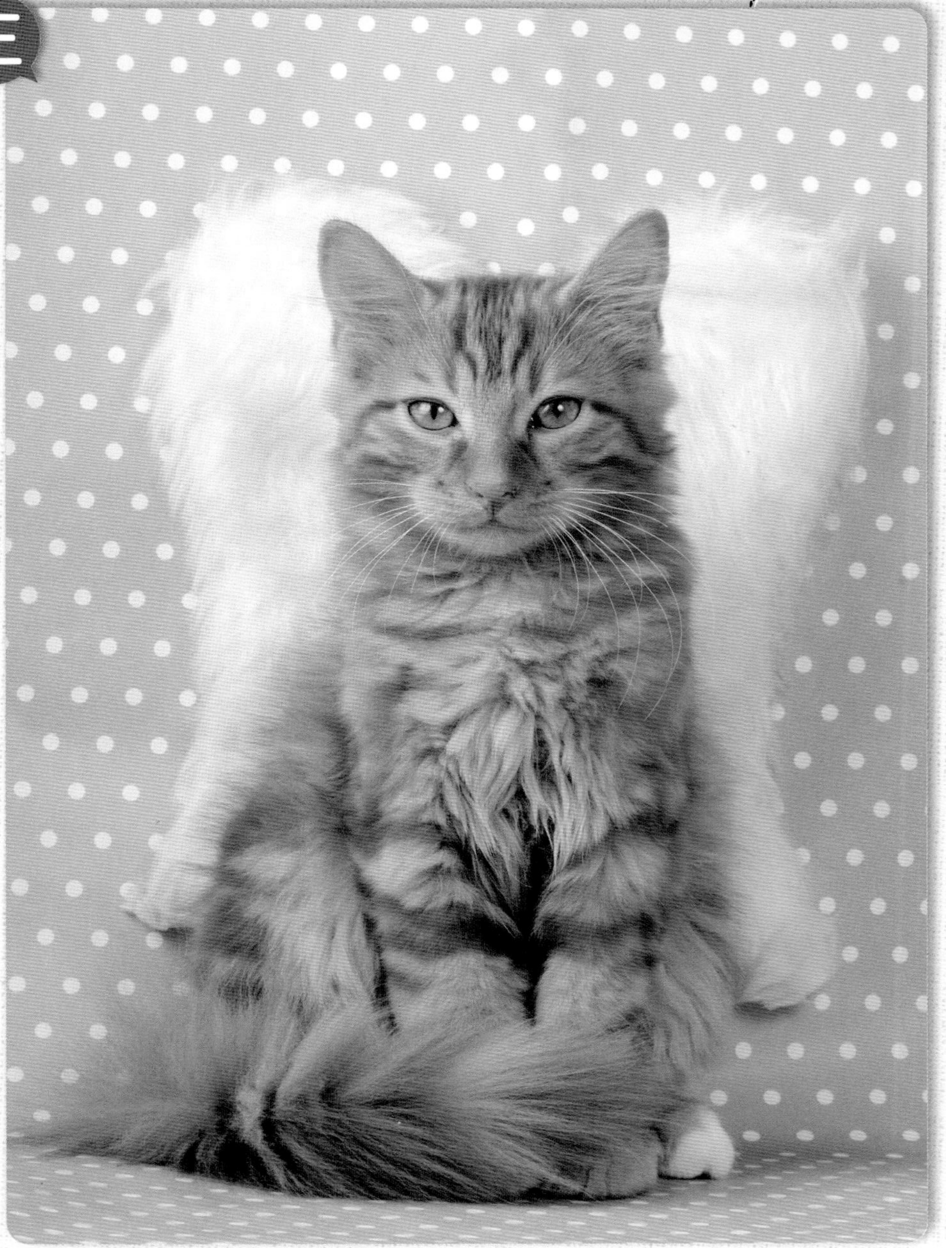

誤

まちがいは5つ。1分で探してにゃ。

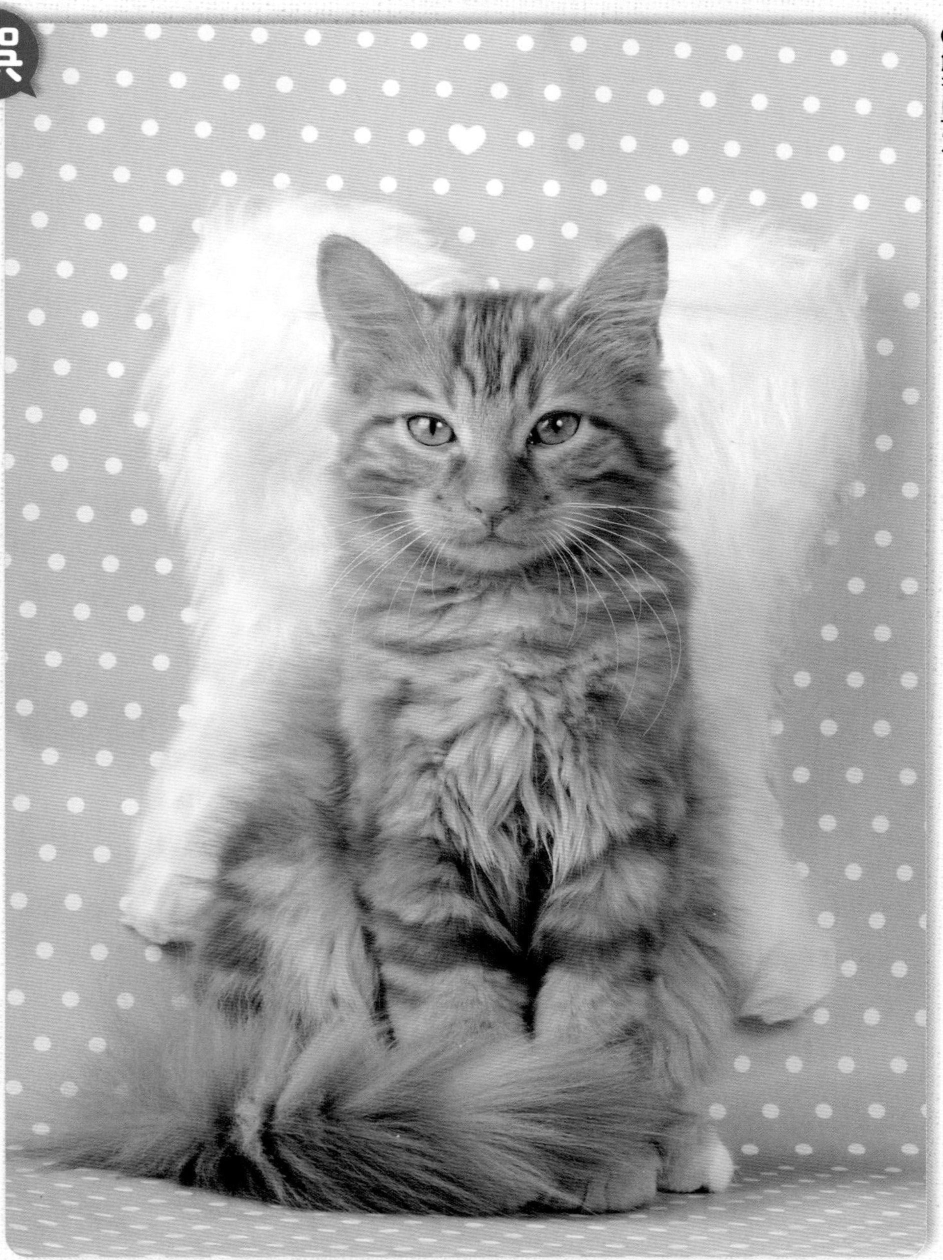

➡解答は70ページ

54 すり替えねこ

ご主人、
ホロ酔いだったから
クマくんを渡しておいて
正解だったにゃ。
こりゃすごいにゃ…

1分で見つけた数	個
全部見つけるまでの時間	分　秒

正

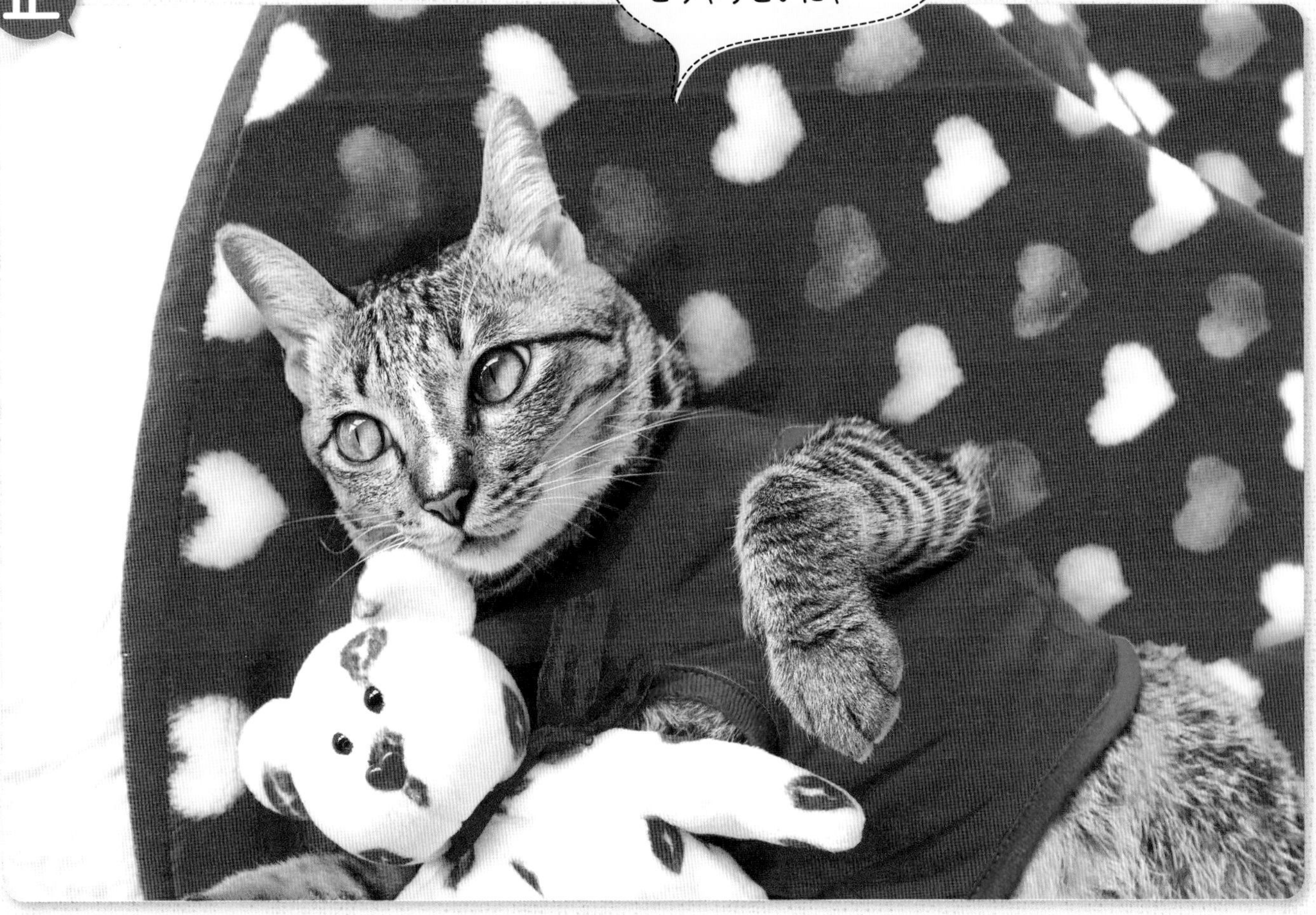

誤　まちがいは5つ。1分で探してにゃ。

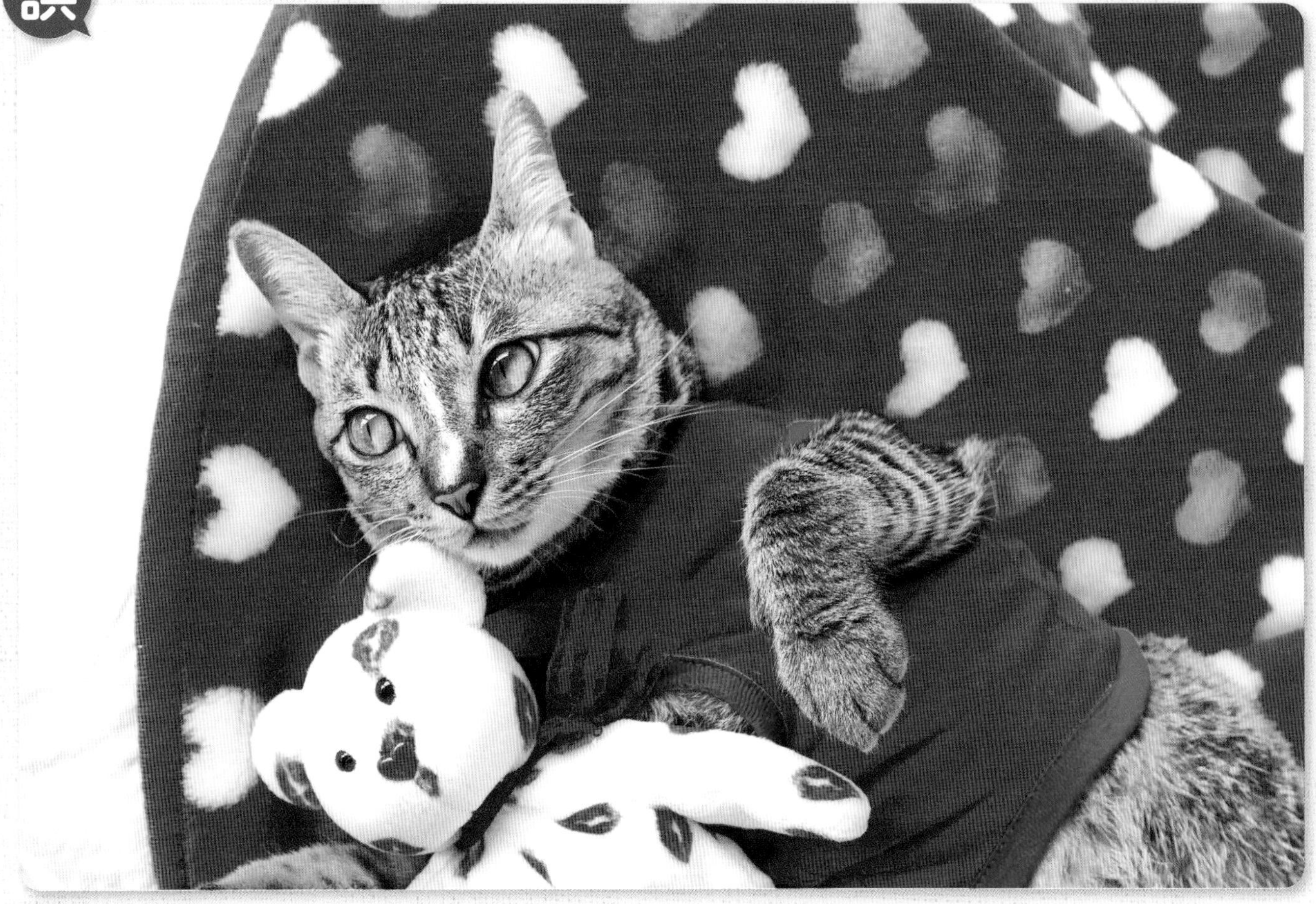

➡解答は71ページ

55 待ち合わせねこ

よー！
こっち、こっちー！

1分で見つけた数	個
全部見つけるまでの時間	分　秒

正

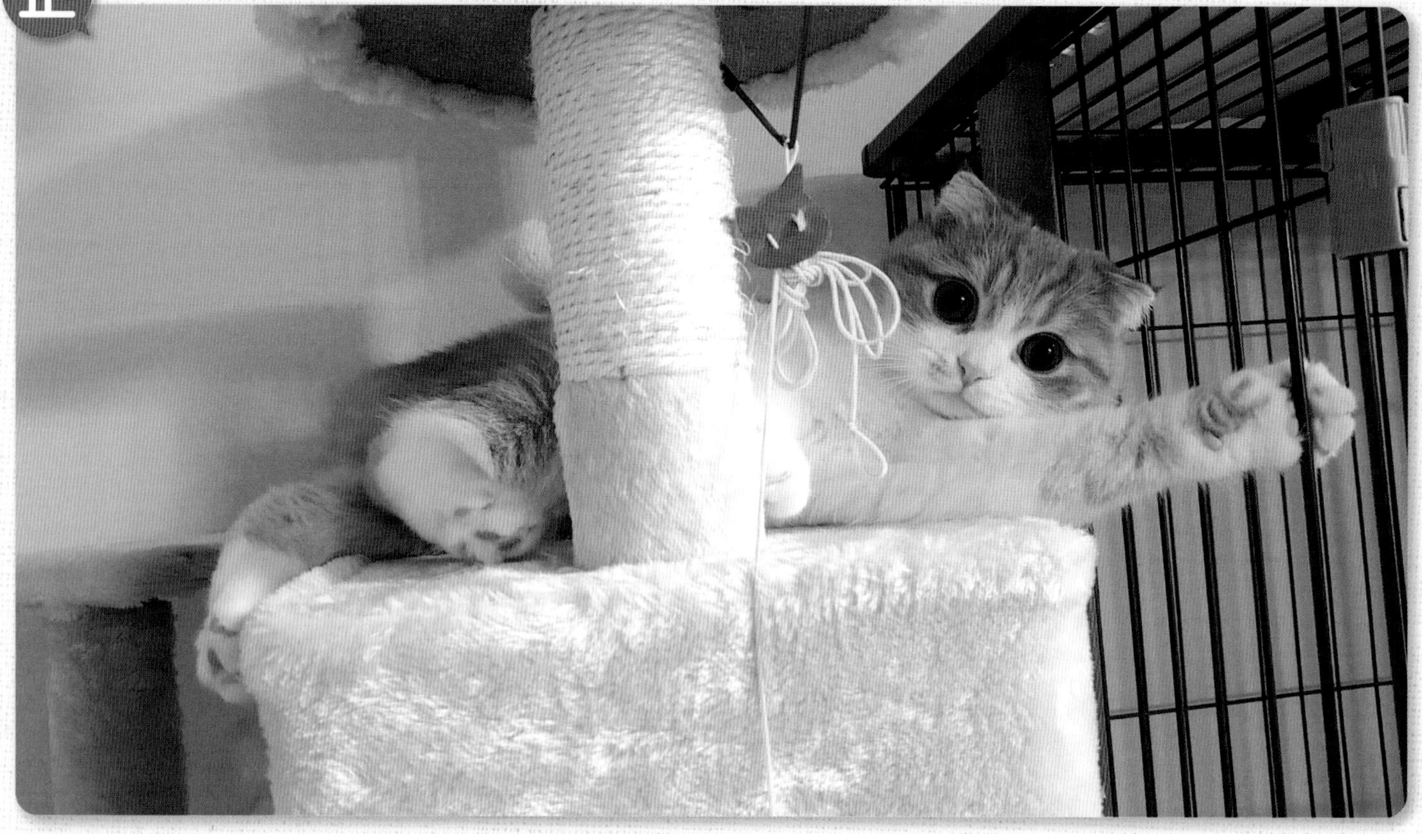

誤　まちがいは５つ。１分で探してにゃ。

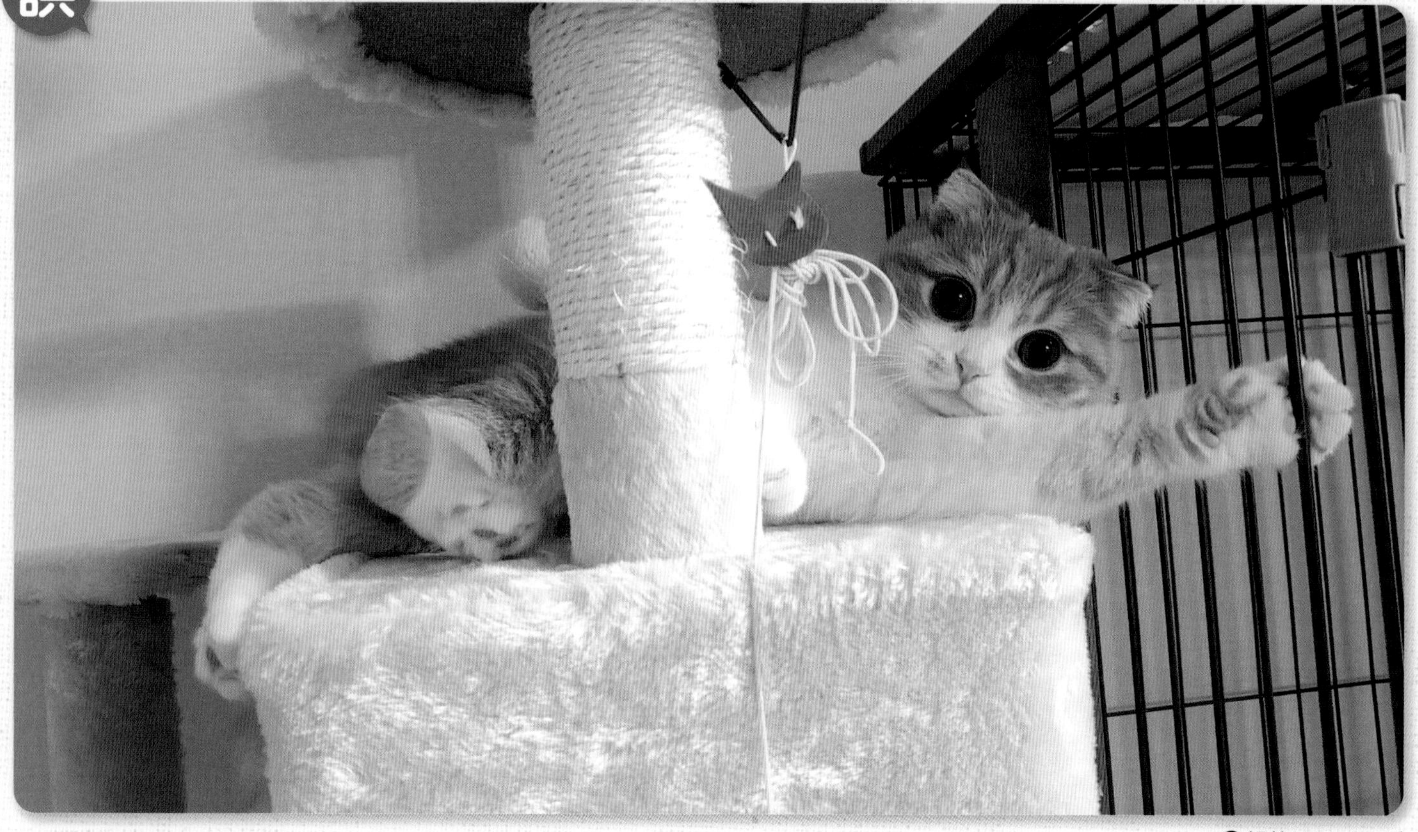

➡解答は71ページ

56 達観ねこ

ふん、まだまだねこじゃらし使いが甘いにゃ。
動きが止まって見えるにゃ

1分で見つけた数	個
全部見つけるまでの時間	分　秒

正

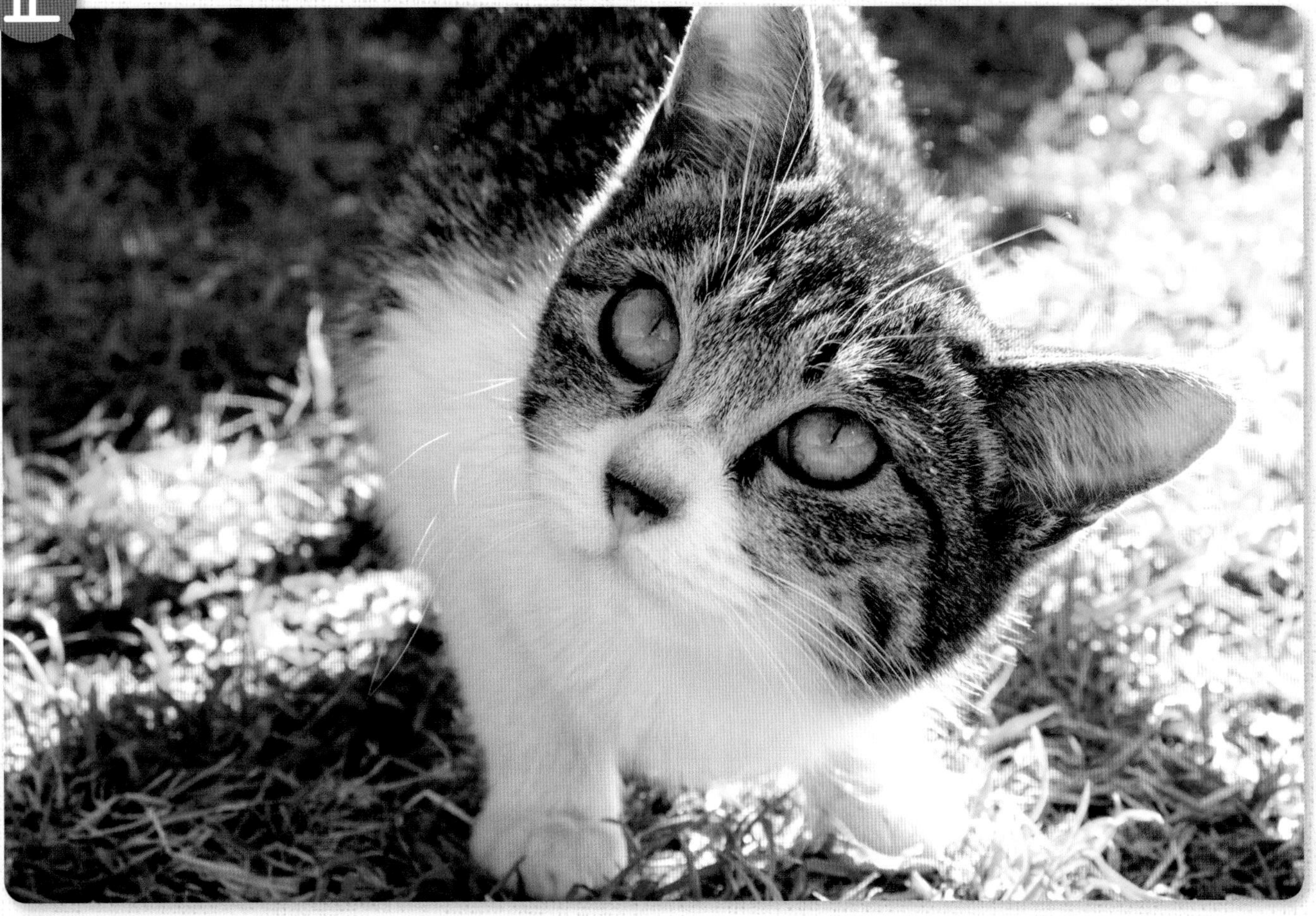

誤

まちがいは5つ。1分で探してにゃ。

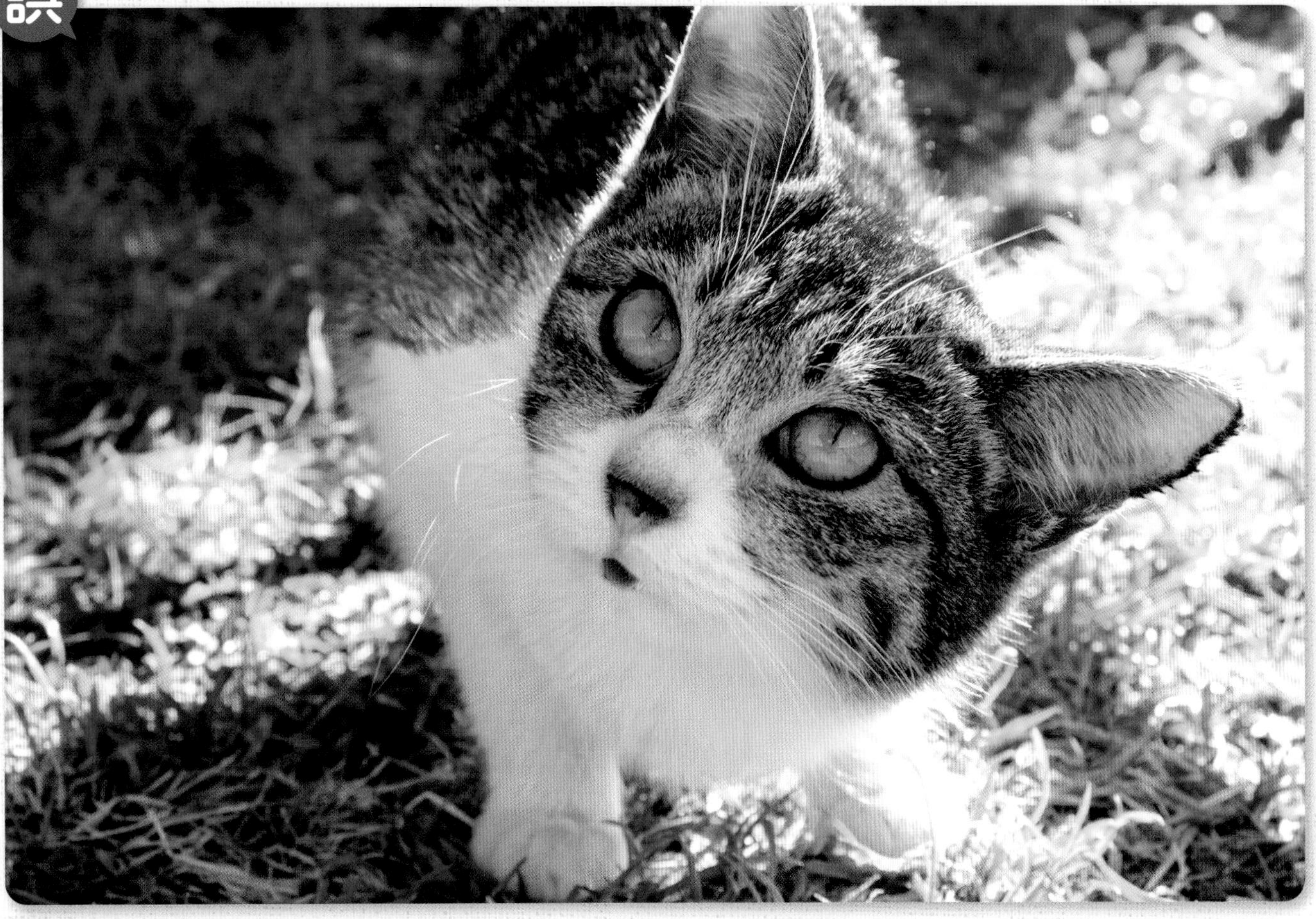

➡解答は71ページ

57 見逃さないねこ

ちょっと！
お皿小さくしたでしょ!!

1分で見つけた数	個
全部見つけるまでの時間	分　秒

正

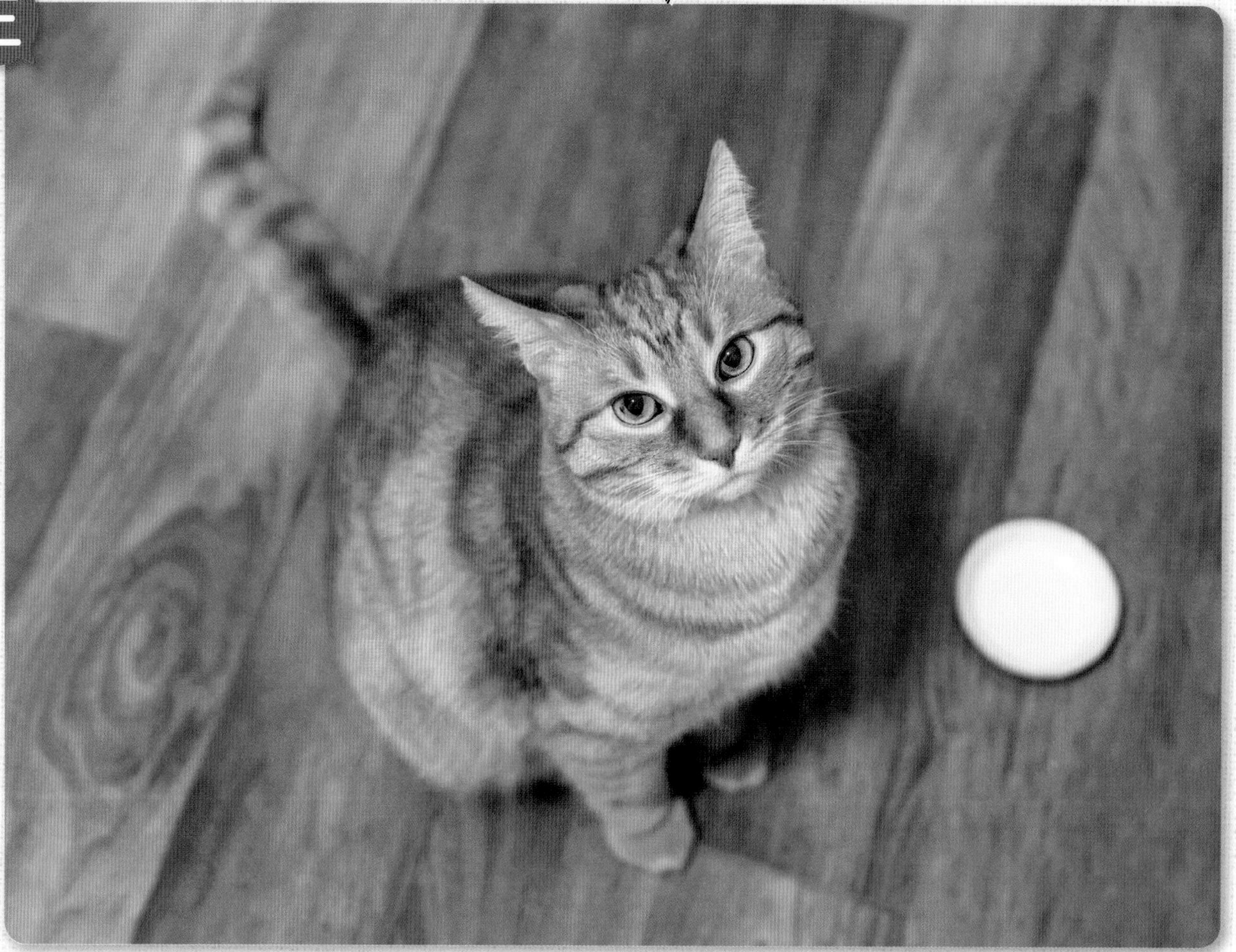

誤

まちがいは5つ。1分で探してにゃ。

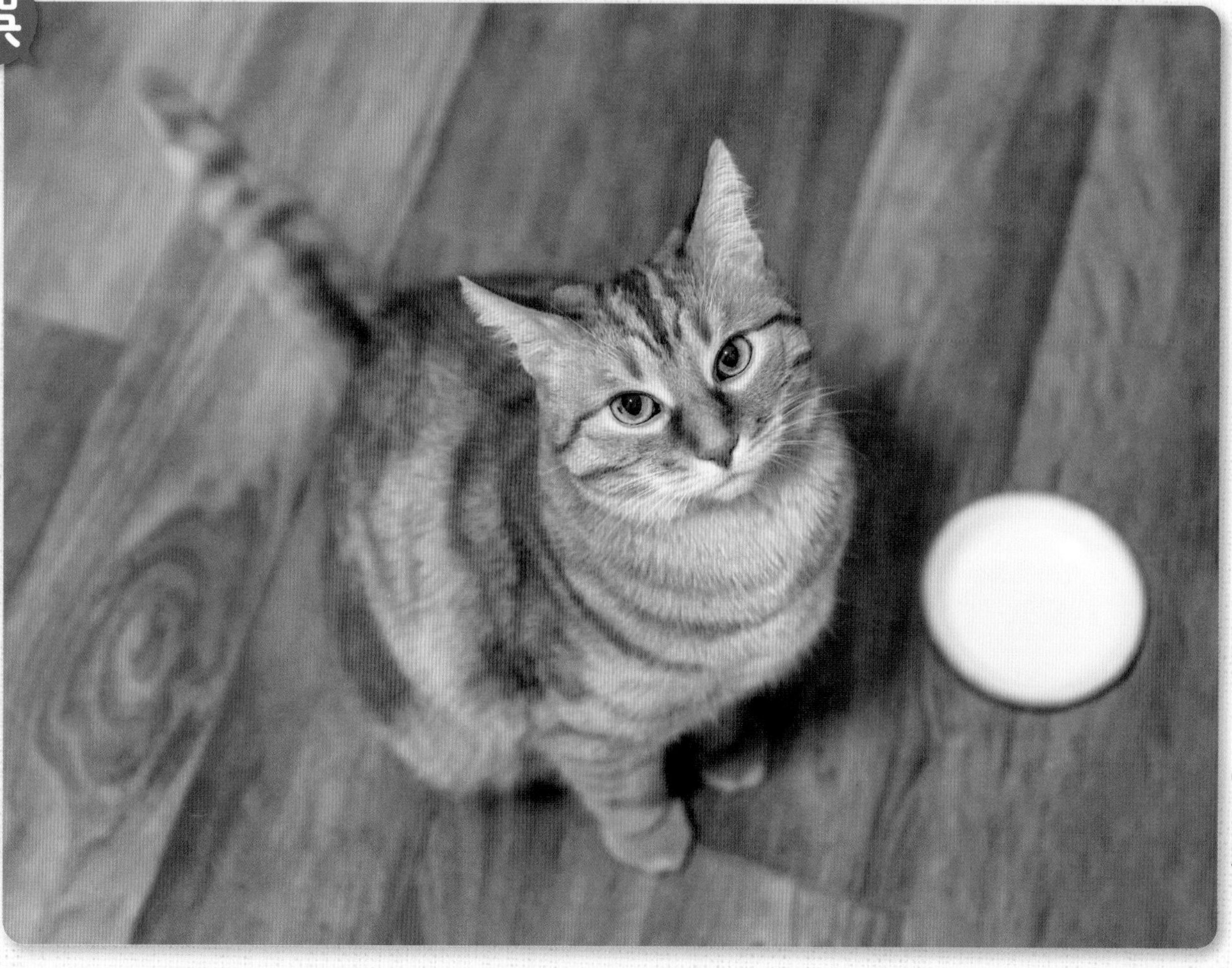

➡解答は71ページ

58 念力ねこ

おやつオマケしたくなれ
おやつオマケしたくなれ
おやつオマケしたくなれ

1分で見つけた数	個
全部見つけるまでの時間	分　秒

正

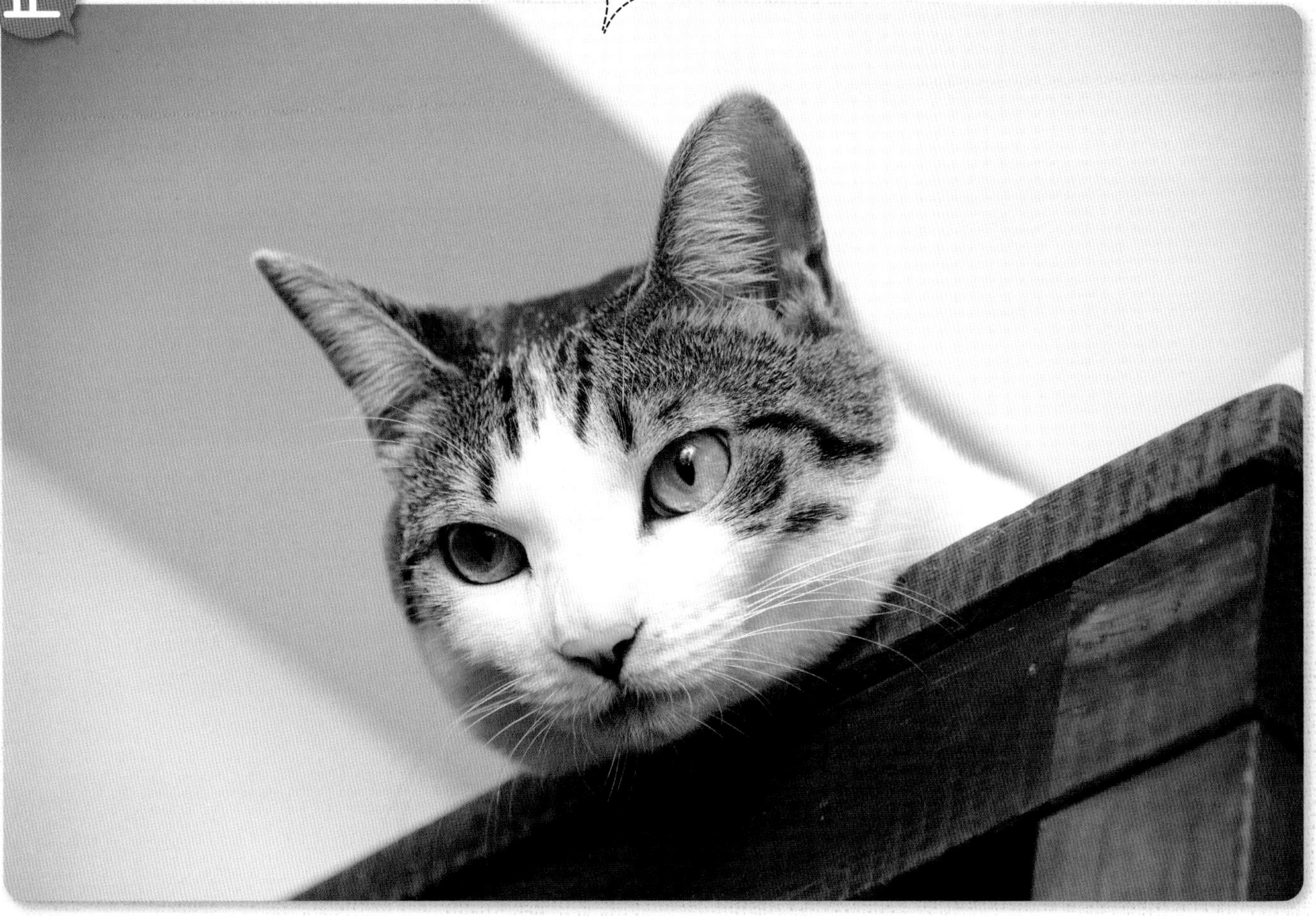

誤　まちがいは5つ。1分で探してにゃ。

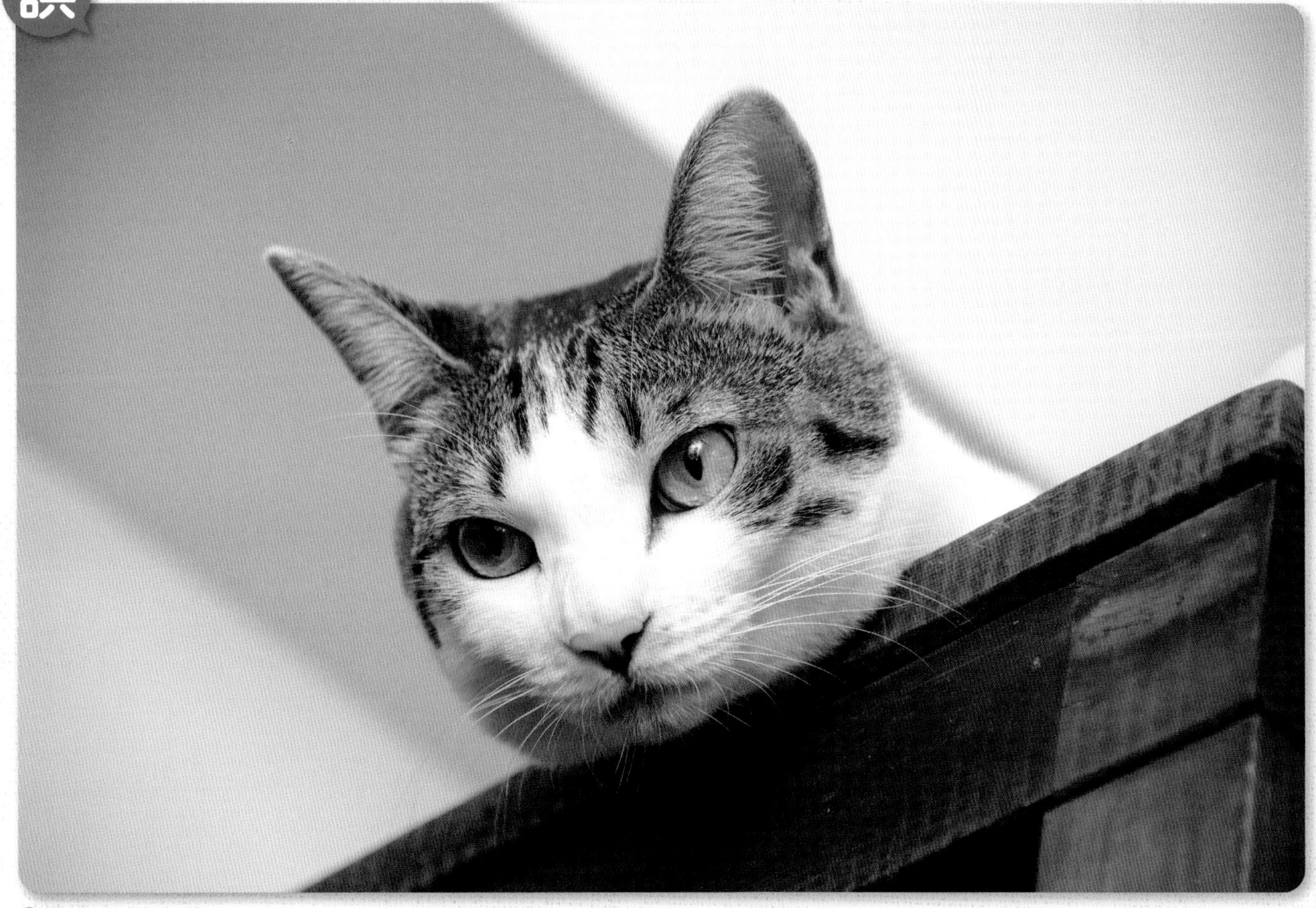

➡解答は71ページ

59 液体ねこ

おや、これはボクが
スープになってる夢かにゃ…

1分で見つけた数	個
全部見つけるまでの時間	分　秒

正

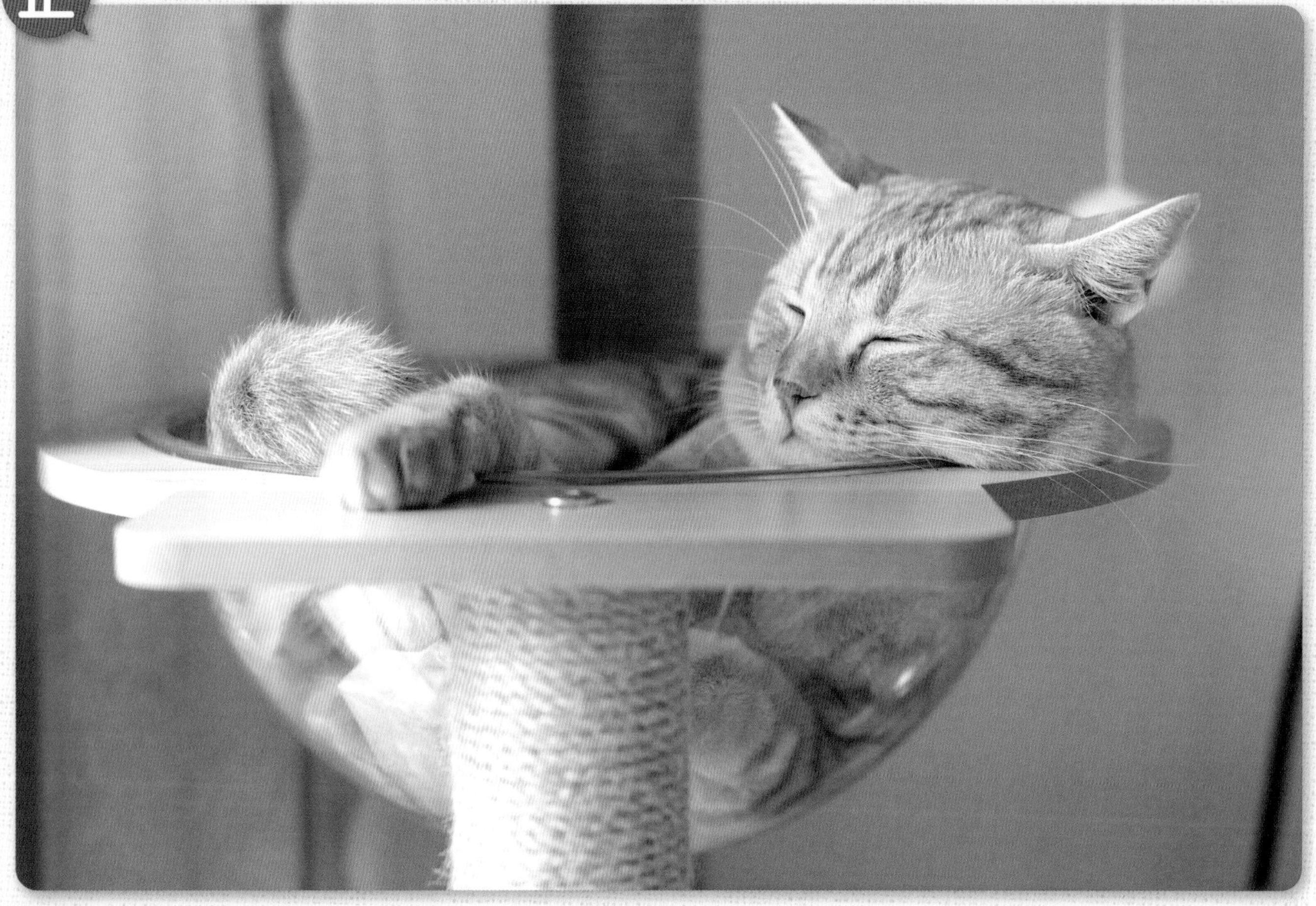

誤

まちがいは 5 つ。1 分で探してにゃ。

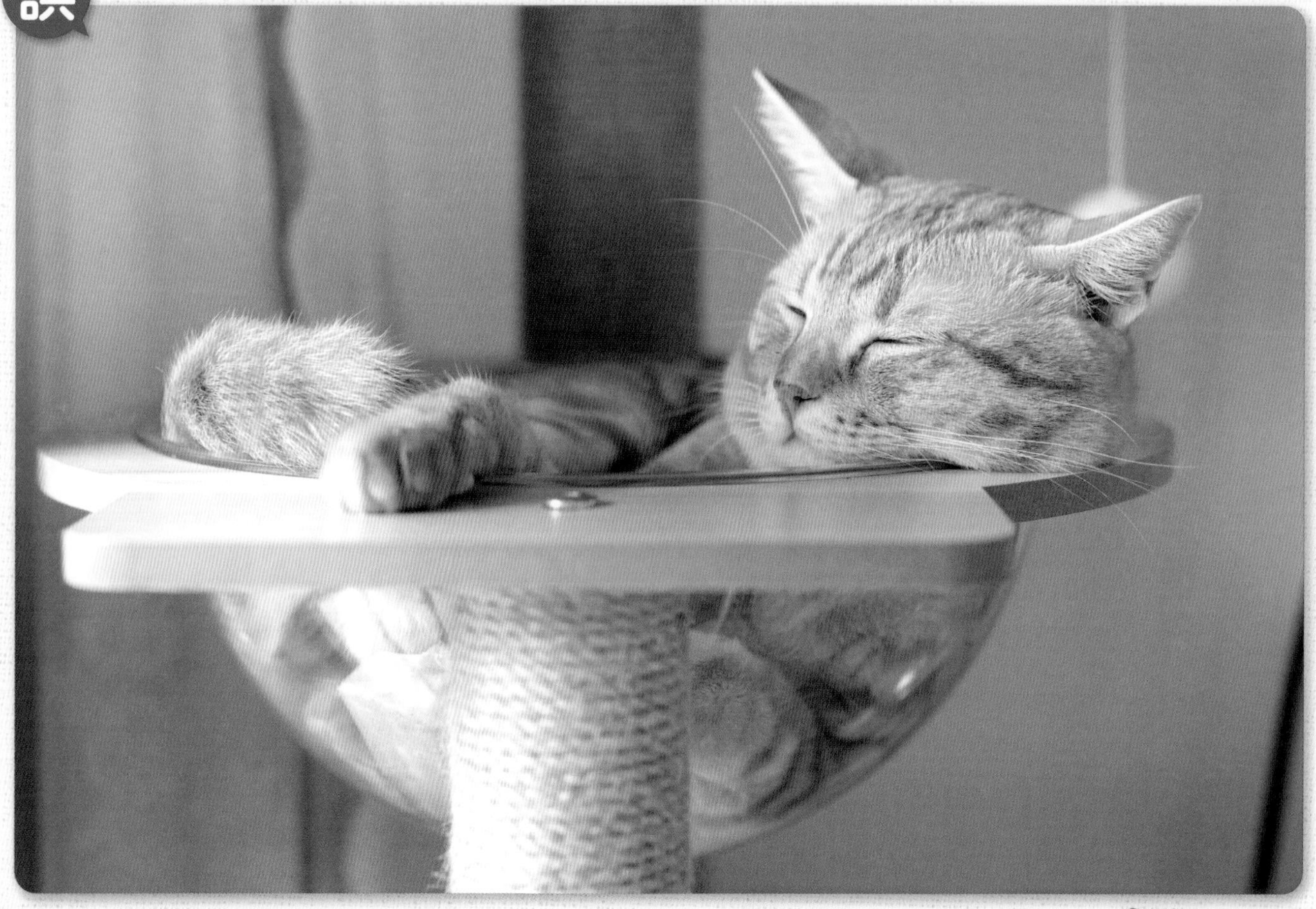

➡解答は71ページ

60 全人類が されたいねこ

やぁ。おはよ☆

1分で見つけた数	個
全部見つけるまでの時間	分　秒

正

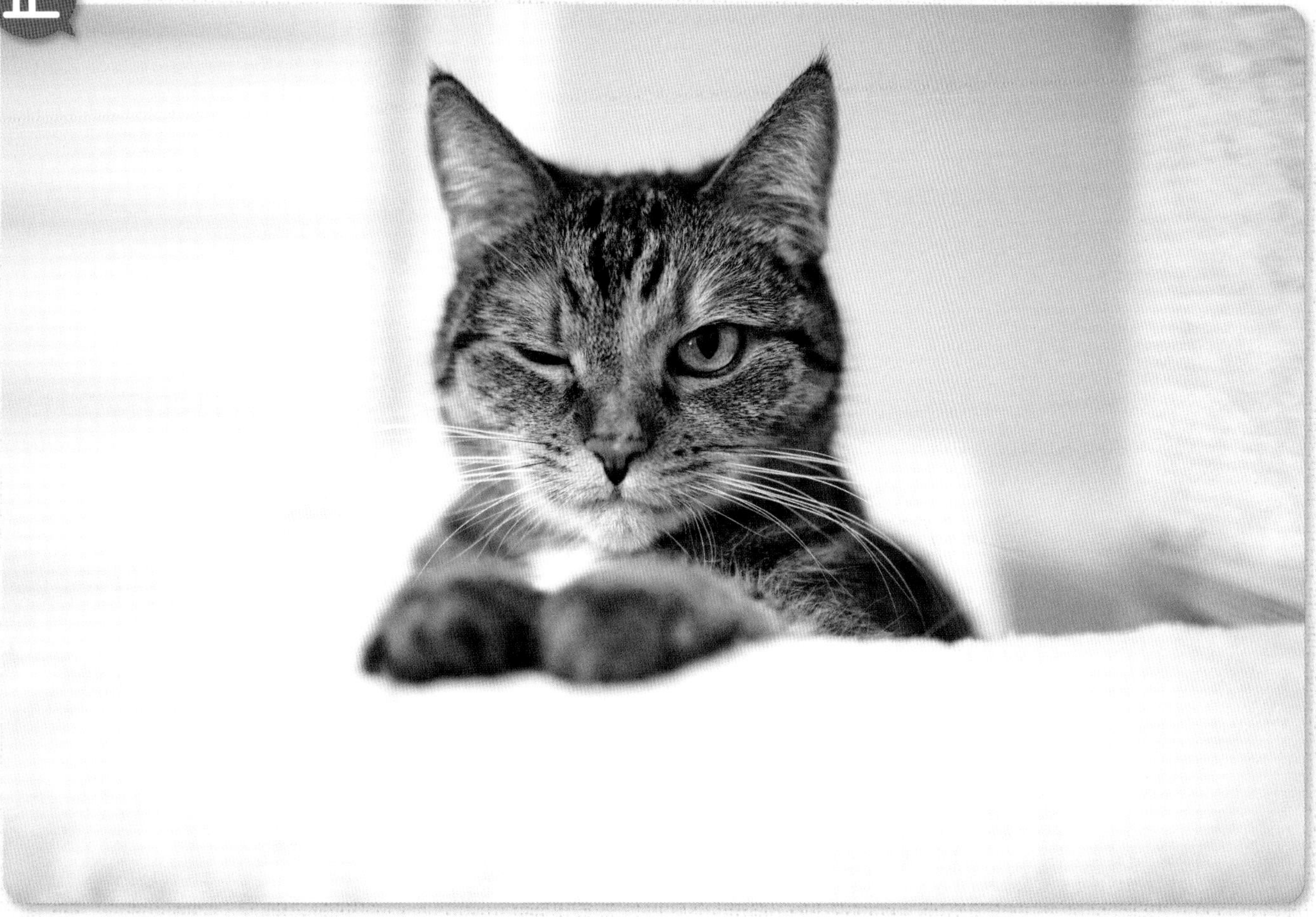

誤　まちがいは5つ。1分で探してにゃ。

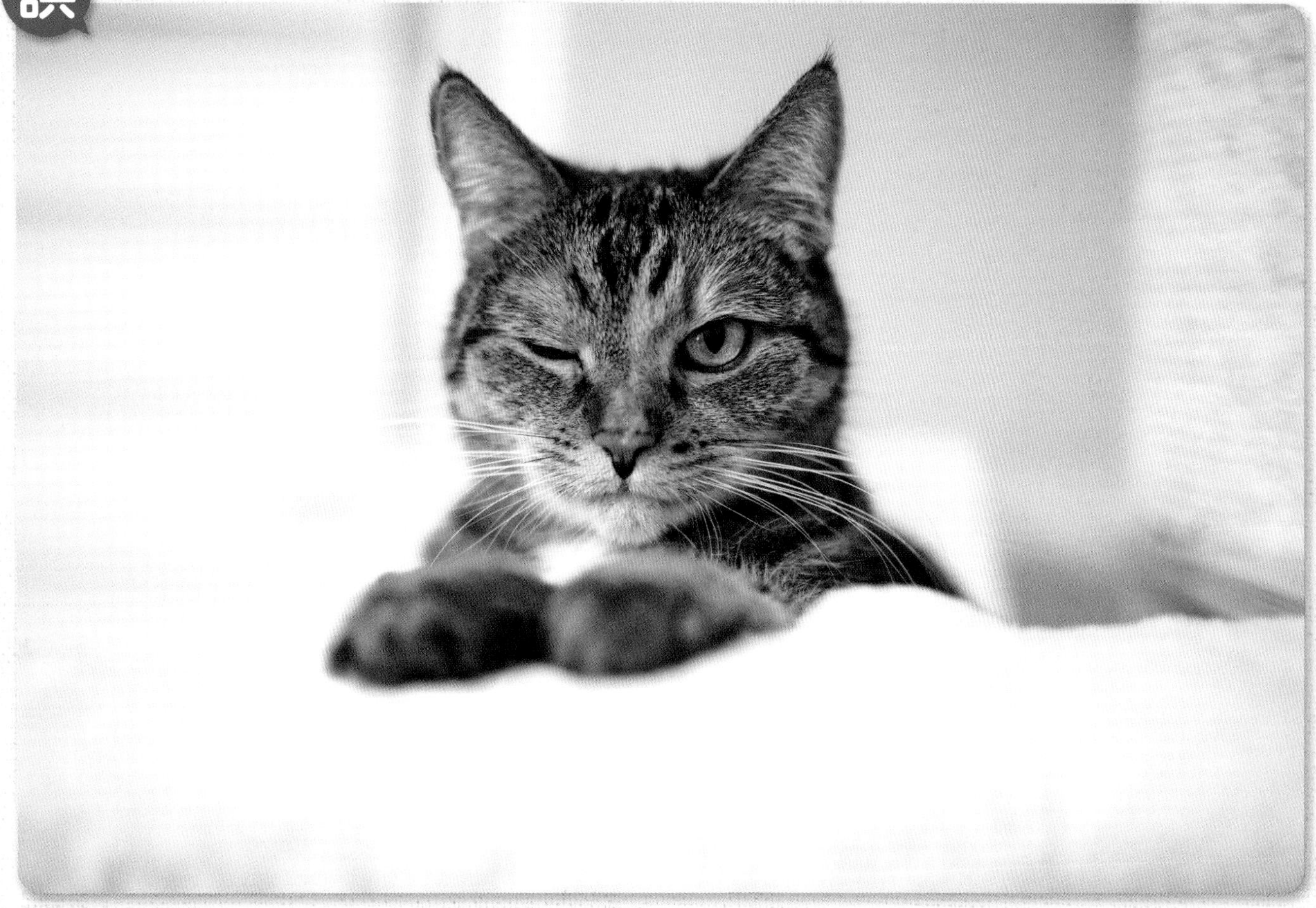

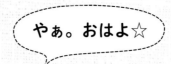

➡解答は71ページ

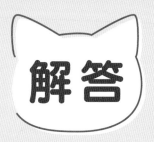

解答

※印刷による汚れ・カスレなどはまちがいに含まれません。

❶面接ねこ（P5）

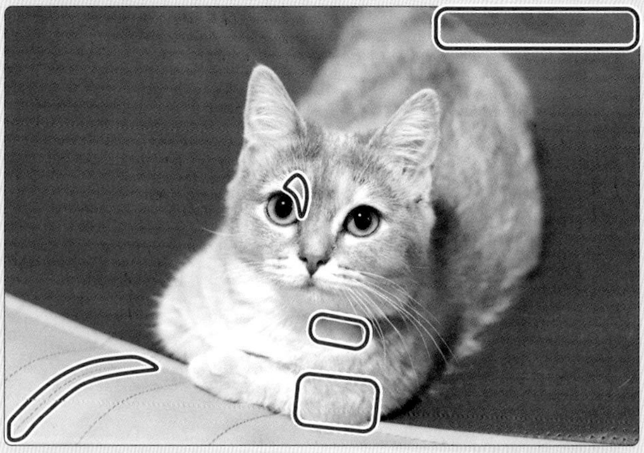

❷散髪した主人を見たねこ（P6）

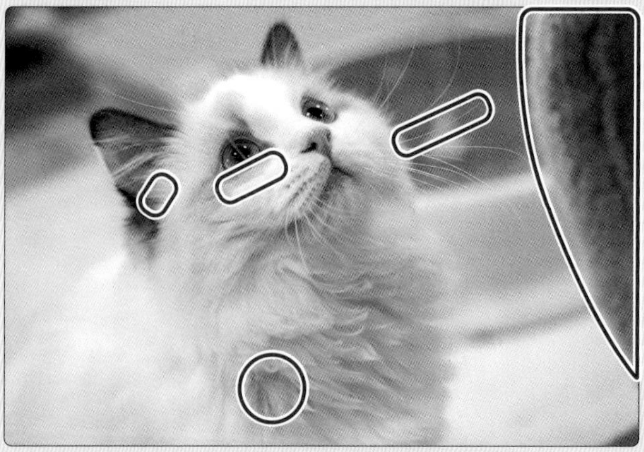

❸おこさまねこ（P7）

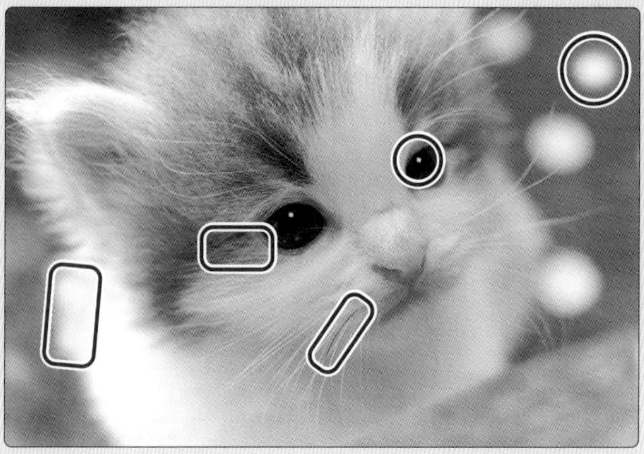

❹待ちぼうけねこ（P8）

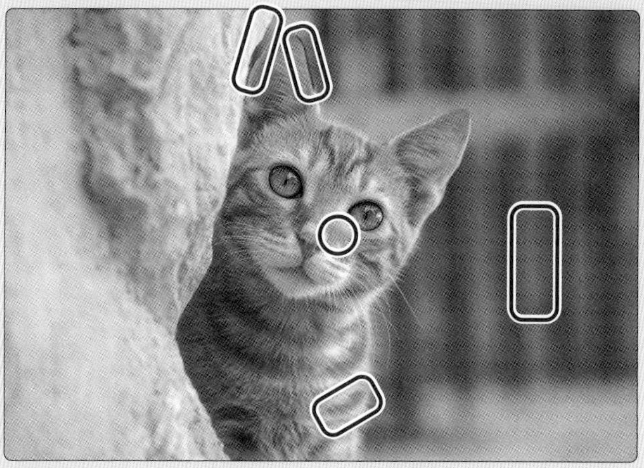

❺フレンチねこ（P9）

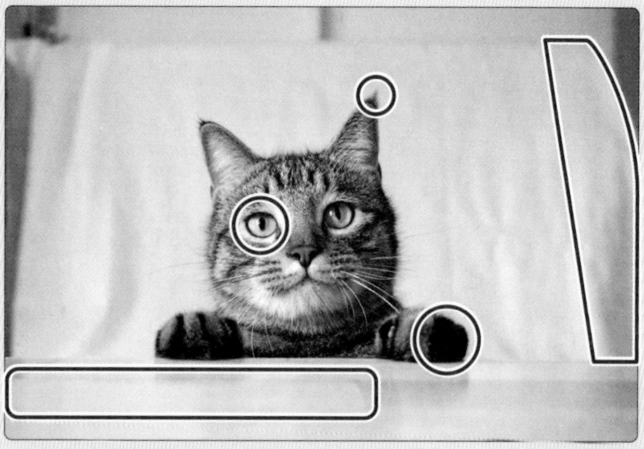

❻スターねこ（P10）

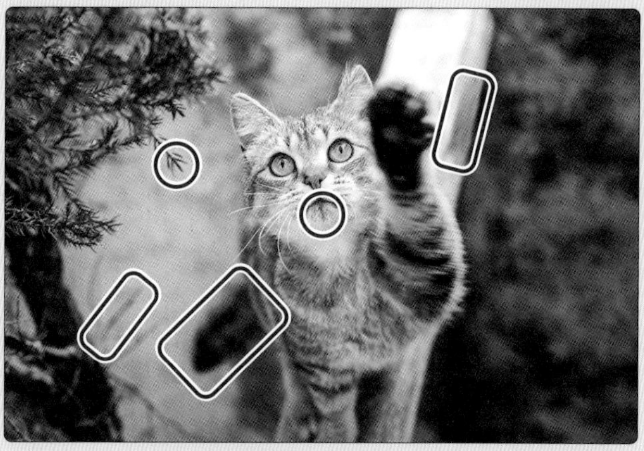

❼けんか見物ねこ（P11）

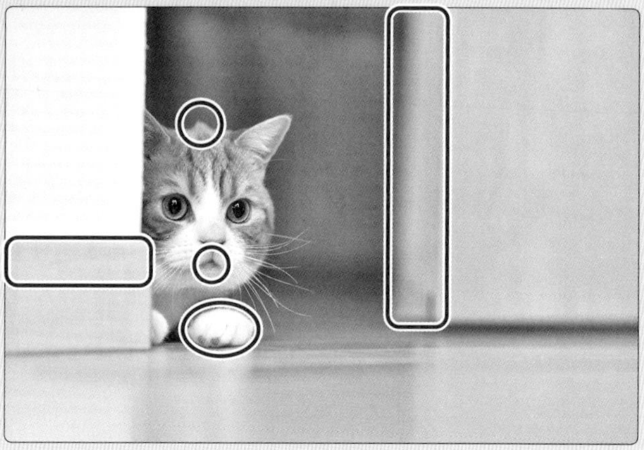

⑧あっさりねこ（P12）

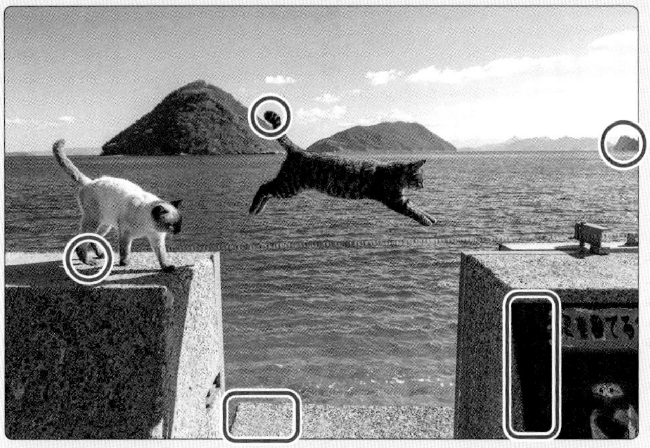

⑨おはようねこ（P13）

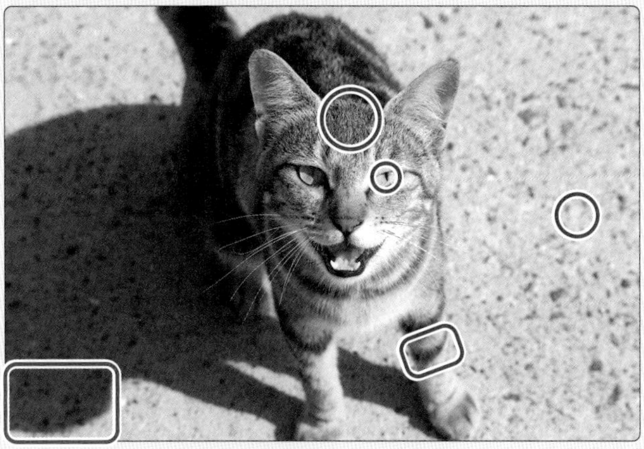

⑩つまみぐいねこ（P14）

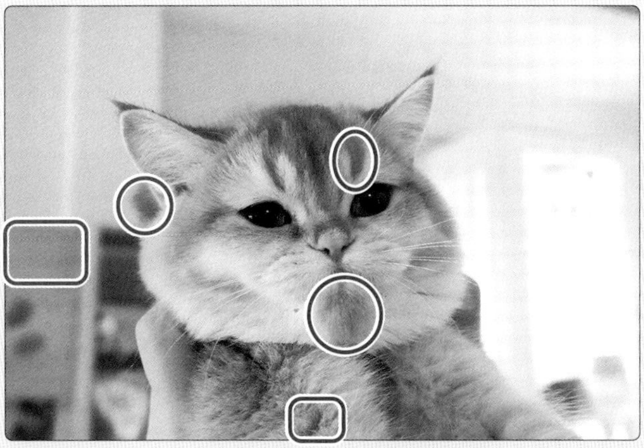

⑪テレビでストレッチねこ（P15）

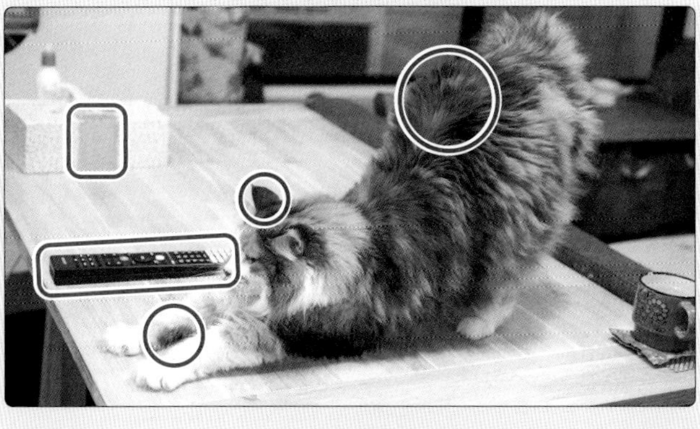

⑫お医者さんごっこねこ（P16）

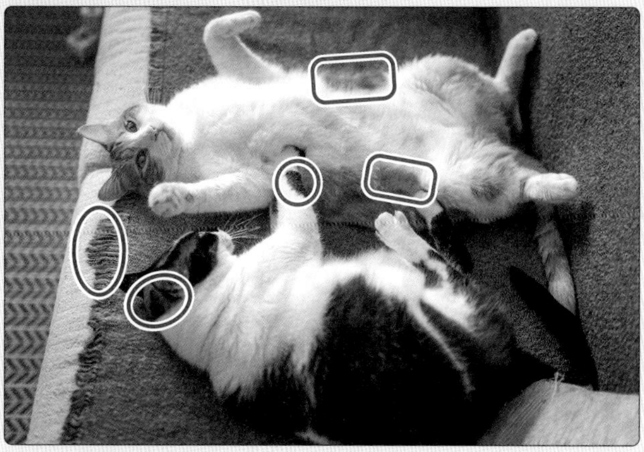

⑬ウキウキねこ（P17）

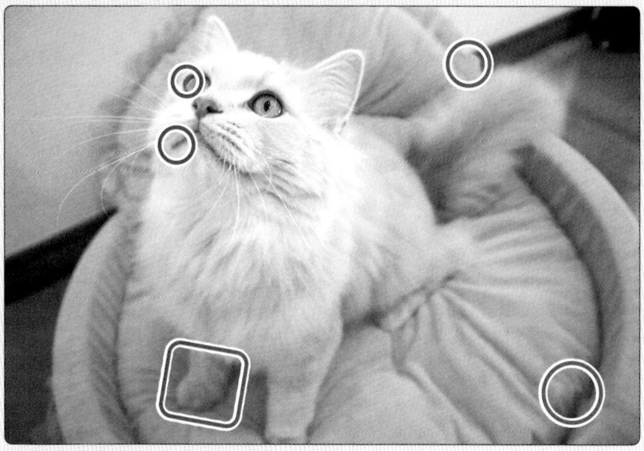

⑭耳ツボねこ（P18）

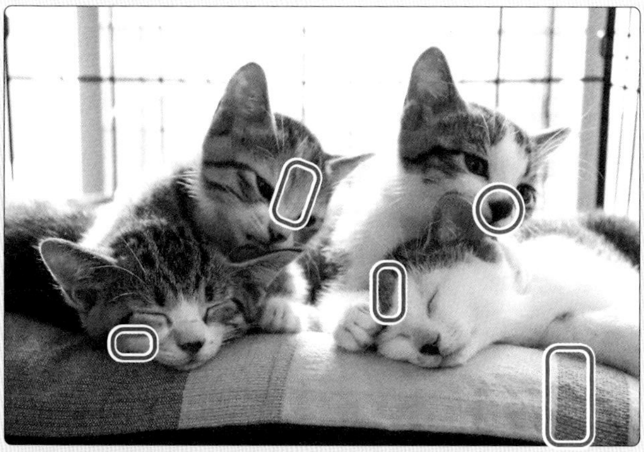

⑮ドッキリねこ（P19）

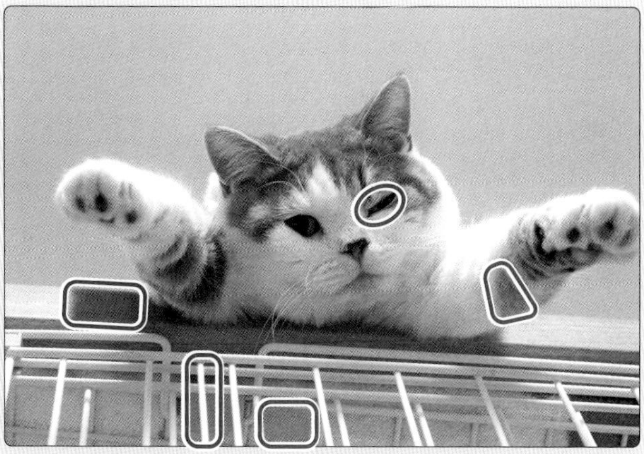

⑯屋根裏警備ねこ（P20）

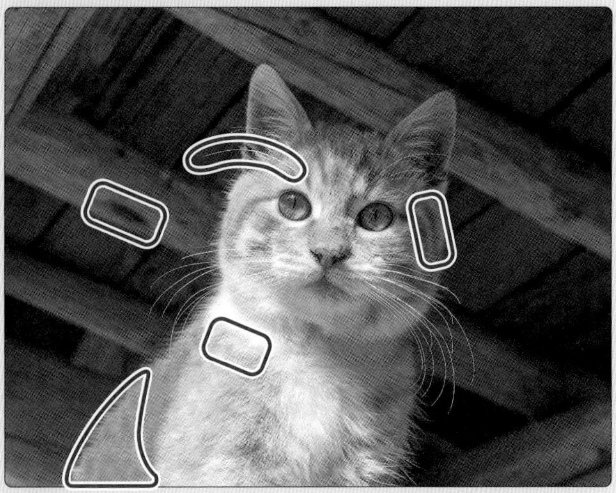

⑰おねだりマシマシねこ（P21）

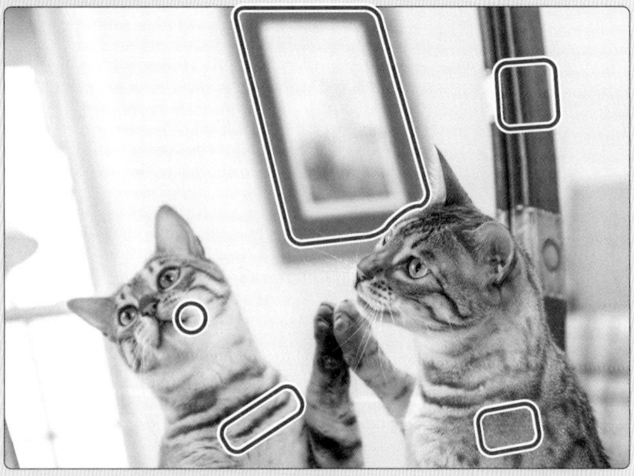

⑱頼りになるねこ（P22）

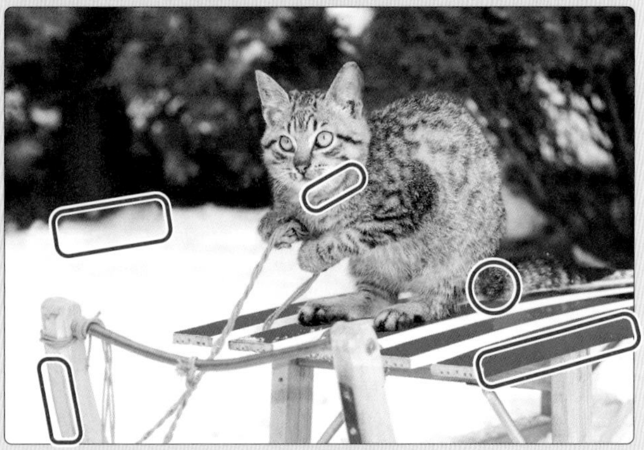

⑲もっとおねだりにゃんこ（P23）

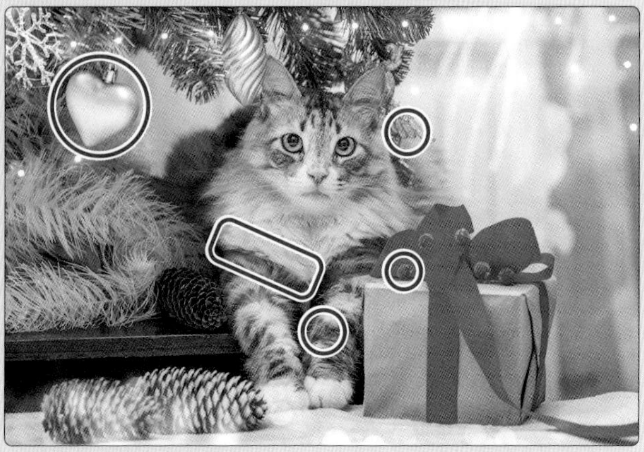

⑳靴にはまったねこ（P24）

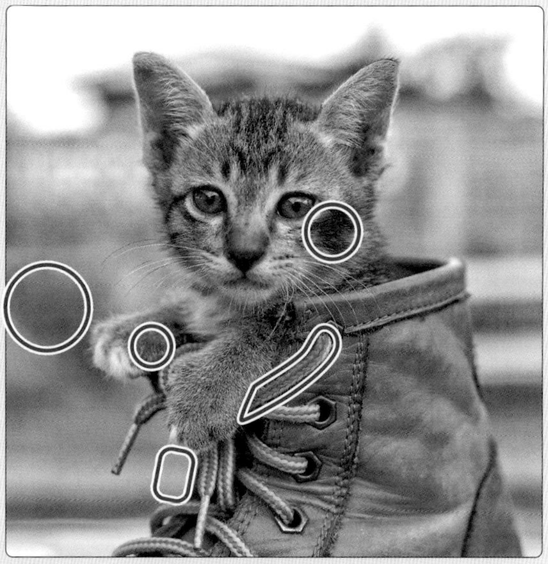

㉑後は任せてねこ（P25）

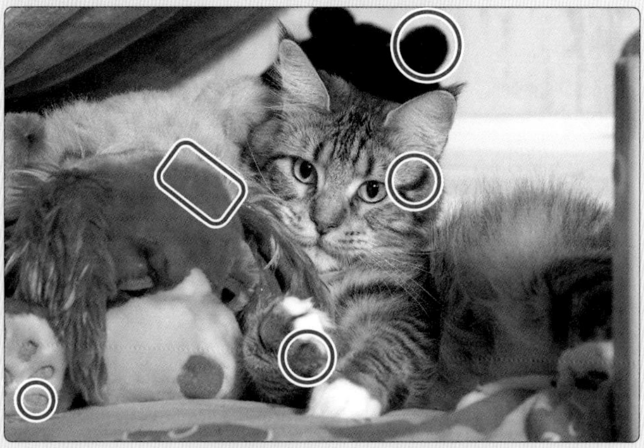

㉒ジャンケン1発勝負ねこ（P26）

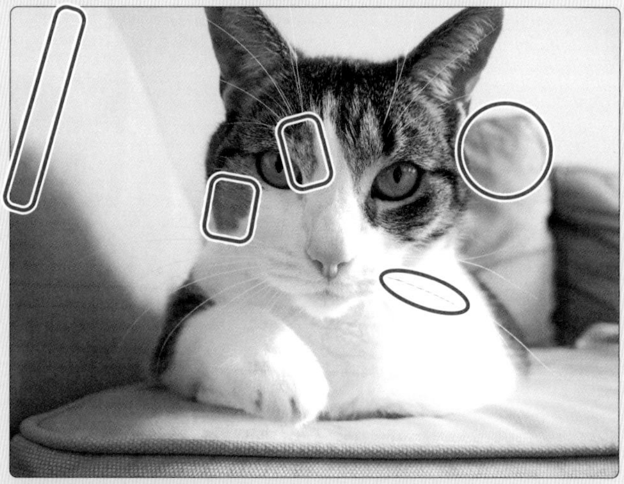

㉓まっすぐ見てねこ（P27）

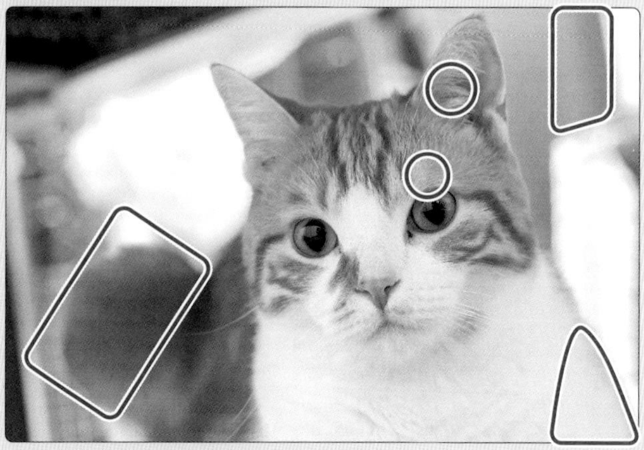

㉔後悔ねこ（P28）

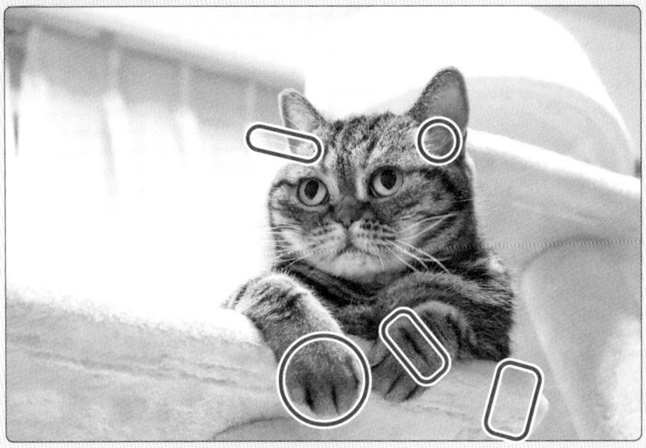

㉕2度おいしいねこ（P29）

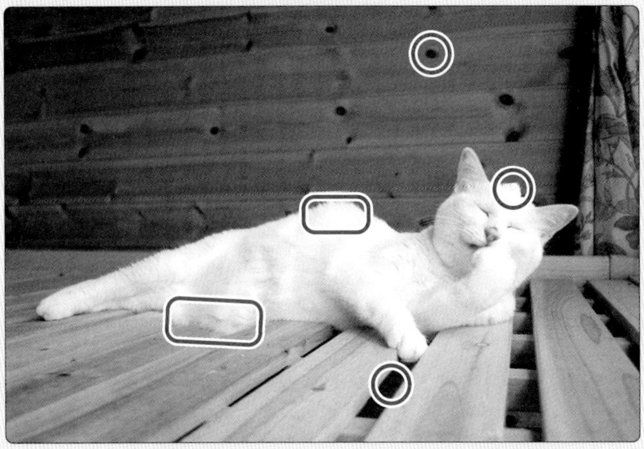

㉖サッカー観戦ねこ（P30）

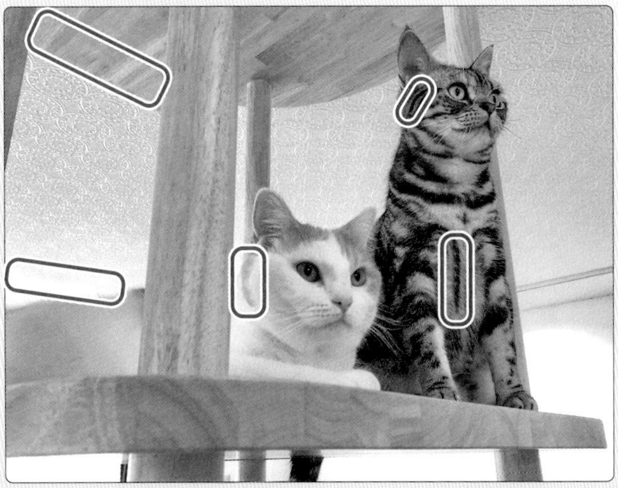

㉗もう離さにゃい（P31）

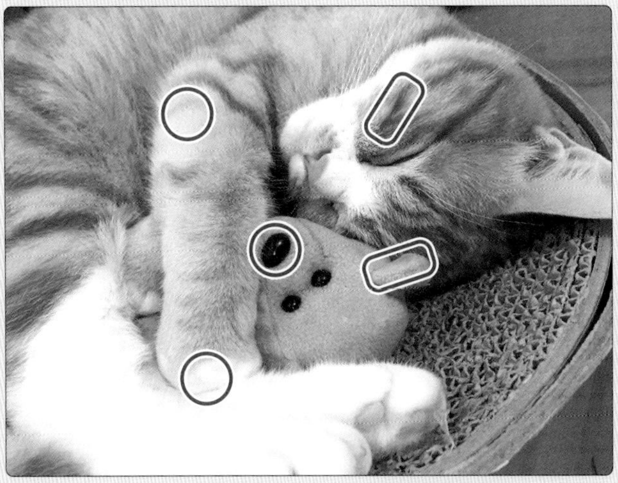

㉘クイズねこ（P32）

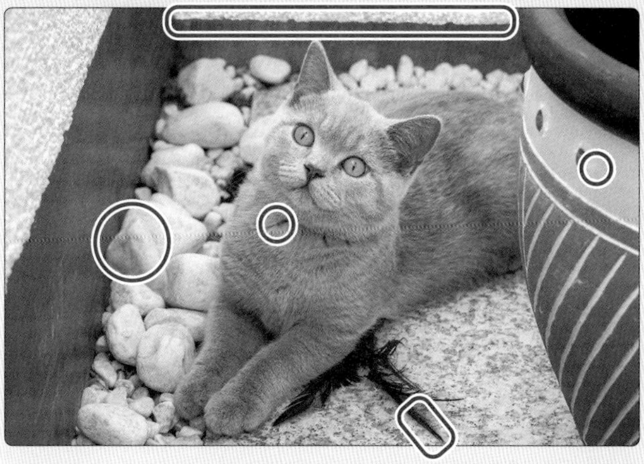

㉙自撮りねこ（P33）

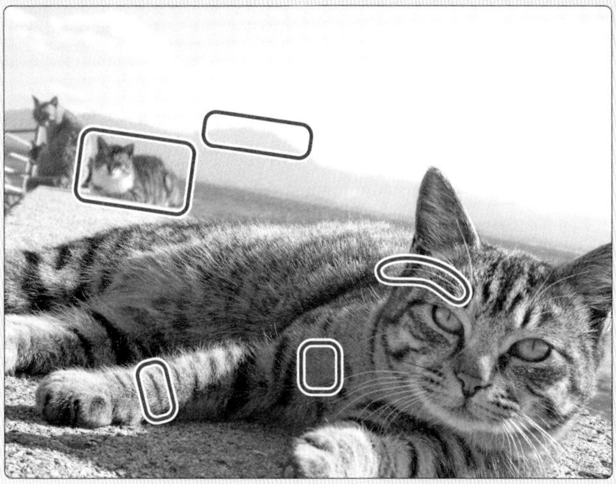

㉚損した気持ちねこ（P34）

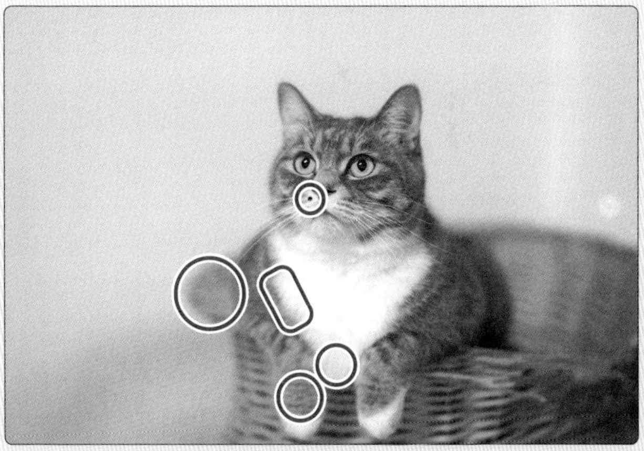

㉛伝言ゲームねこ（P35）

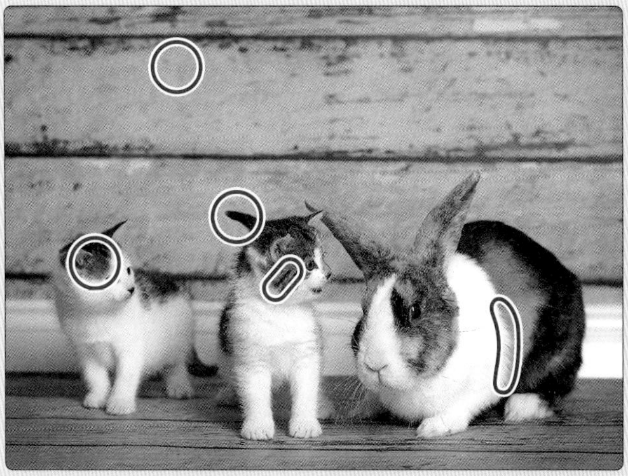

㉜高速かけつけねこ（P36）

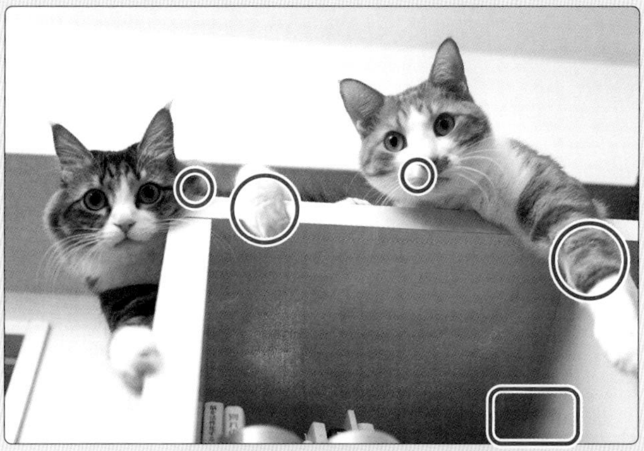

㉝田舎のねこ（P37）

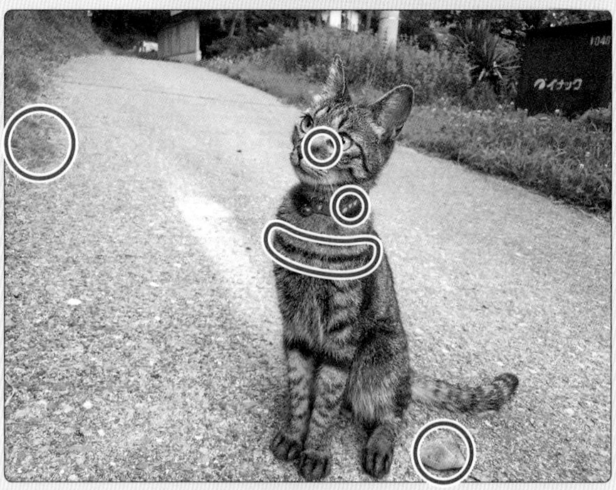

㉞インタビューねこ（P38）

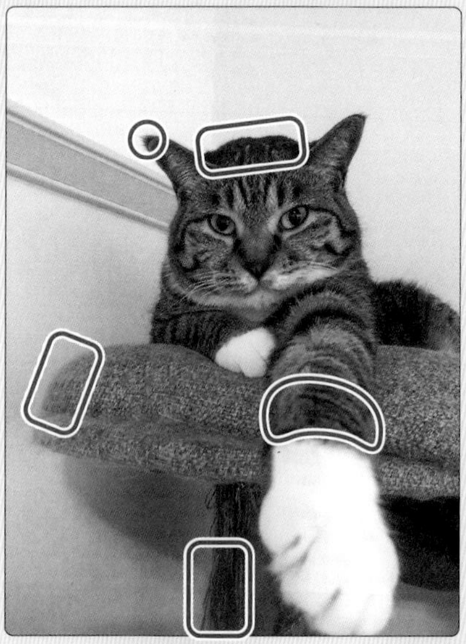

㉟完成ねこ（P39）

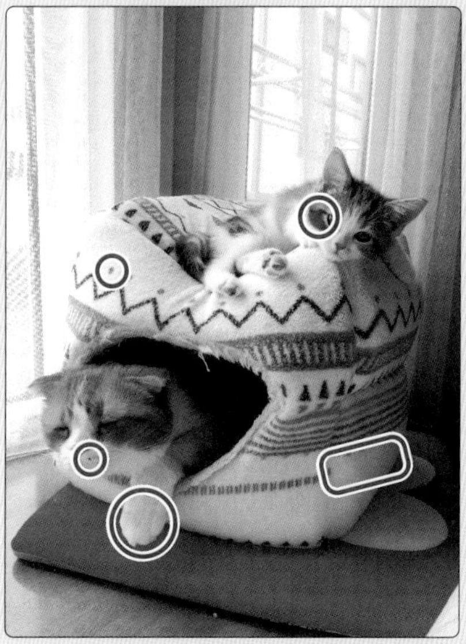

㊱フタをしたねこ（P39）

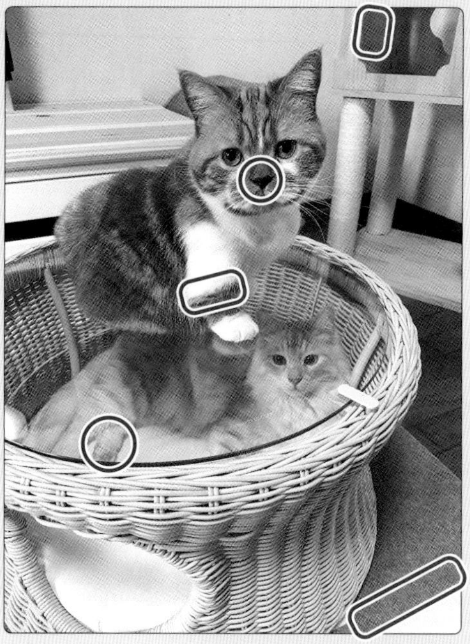

㊲サボりねこ（P40）

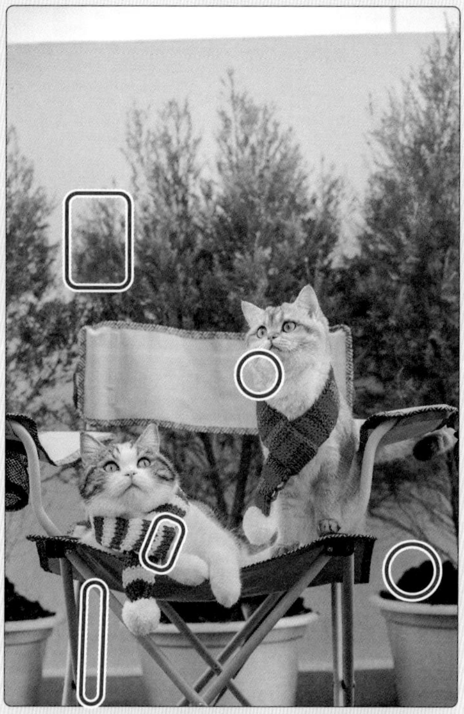

㊳決意ねこ（P41）

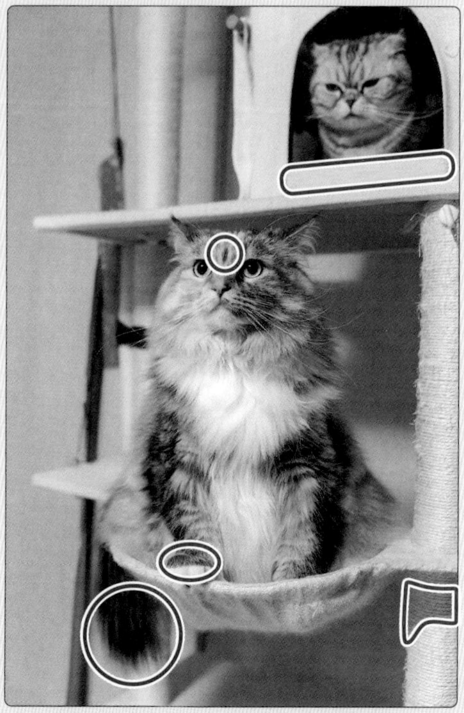

㊴監察にゃん(P42)

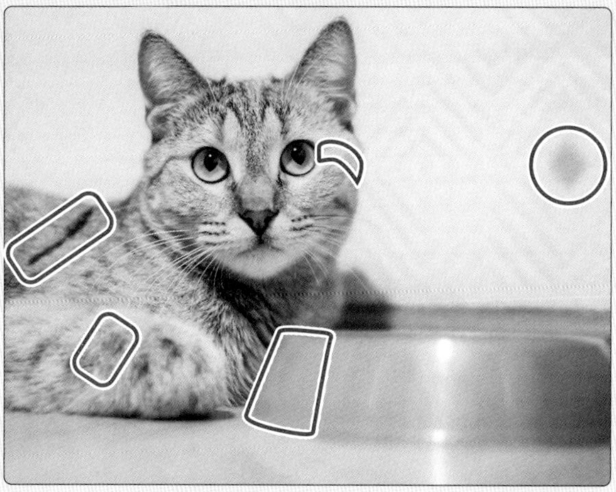

㊵隠ぺいねこ(P43)

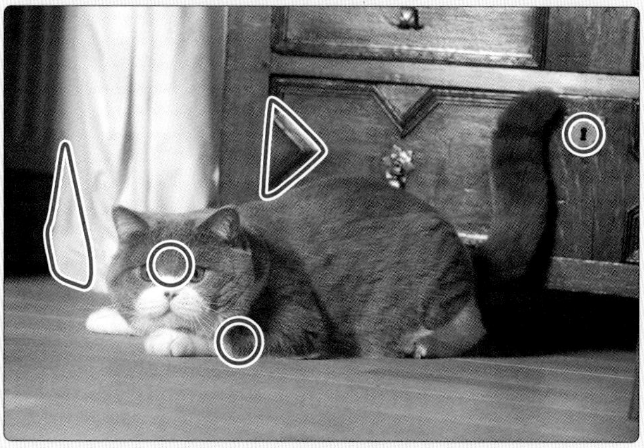

㊶目で訴えるねこ(P44)

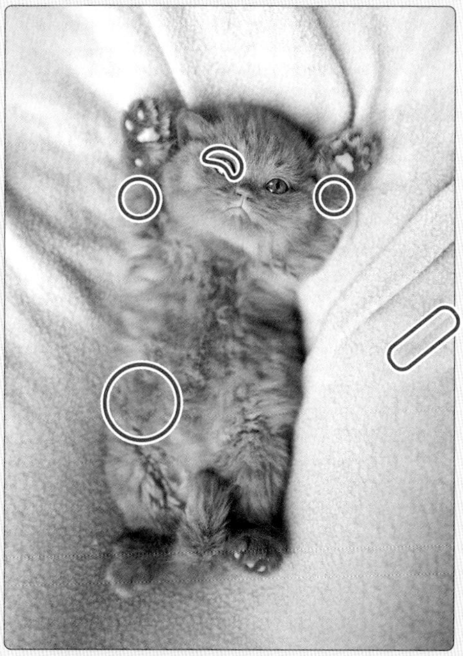

㊷トラを尻に敷くねこ(P45)

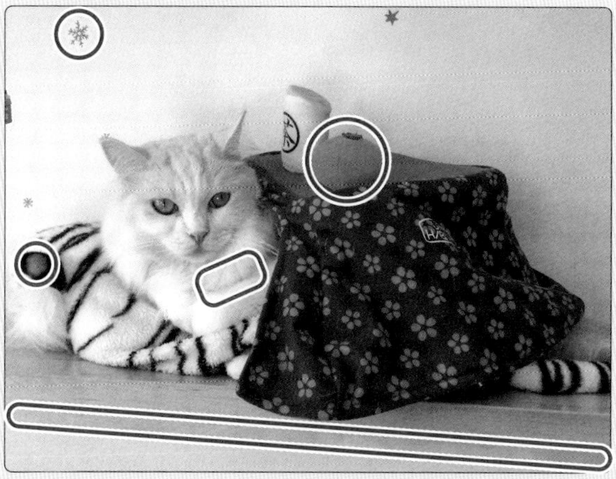

㊸おねだり練習ねこ(P46)

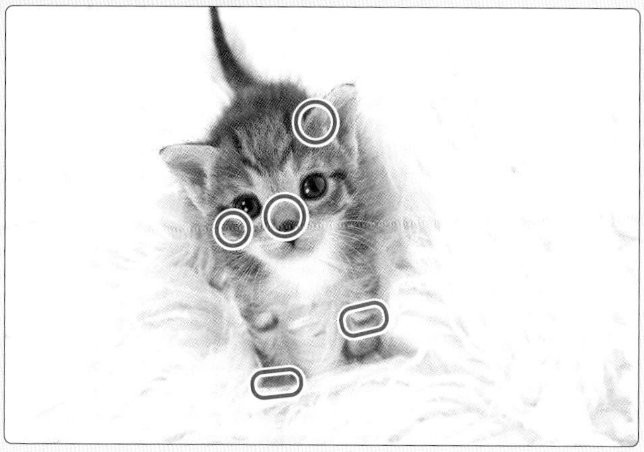

㊹遊びたいねこ(P47)

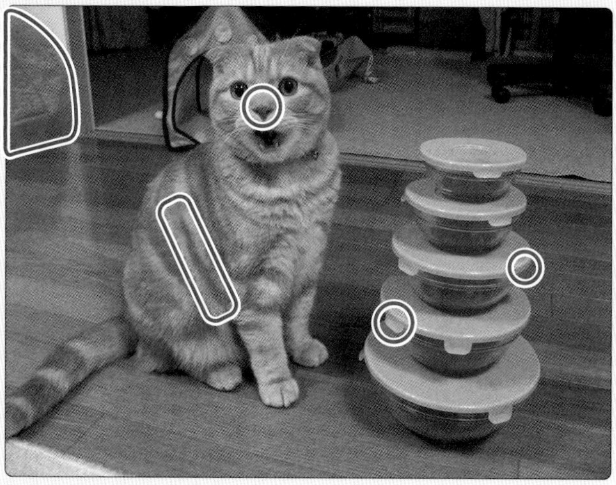

㊺ヒマねこ(P48)

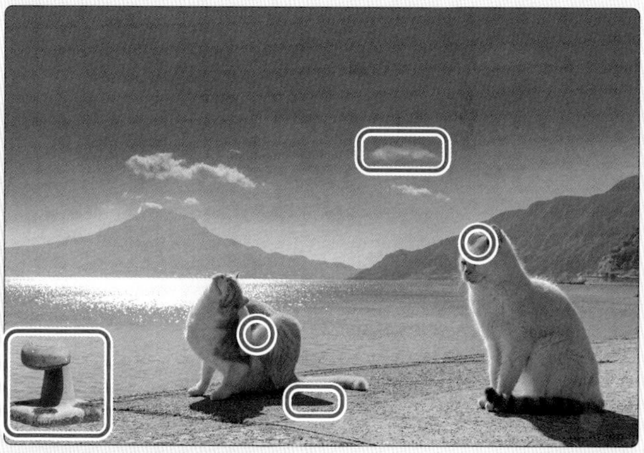

㊻ヤドカリねこ(P49)

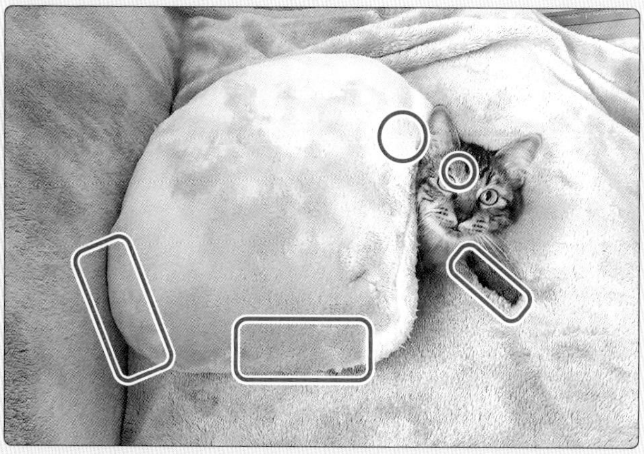

47 かまってねこ（P50）

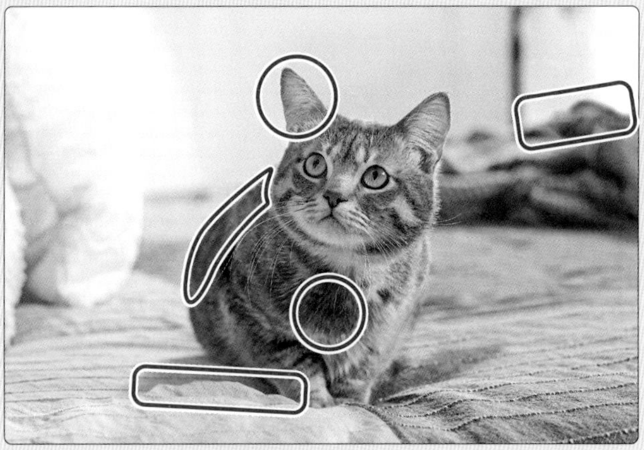

48 わんにゃんのお昼寝（P51）

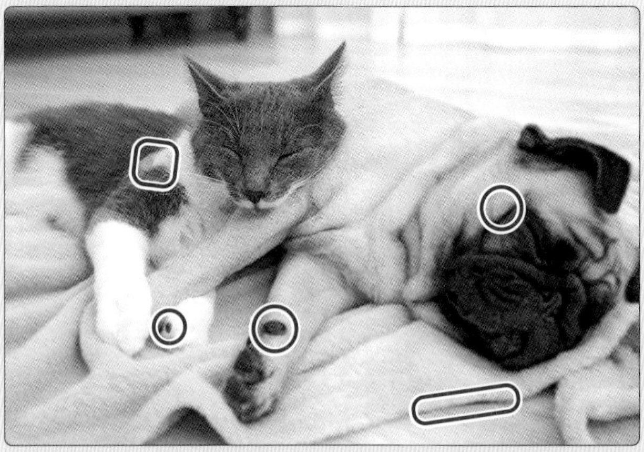

49 素材を味わうねこ（P52）

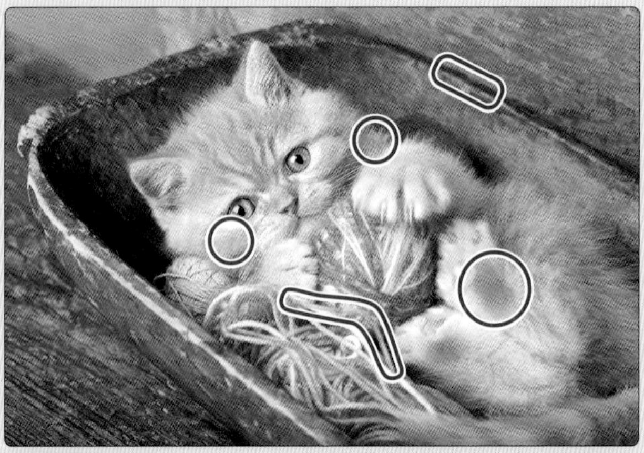

50 肌さむねこ（P53）

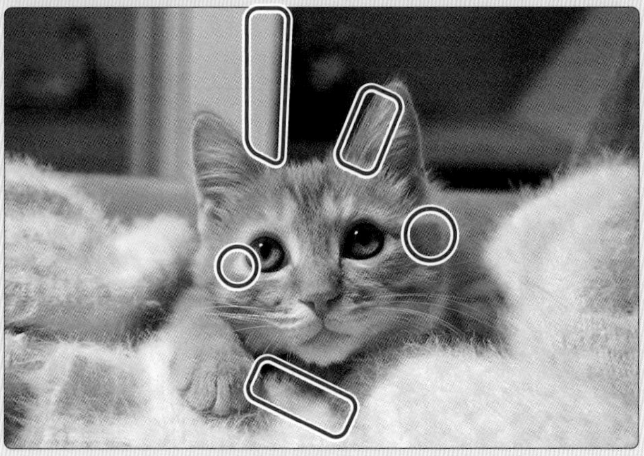

51 ちがうねこ（P54）

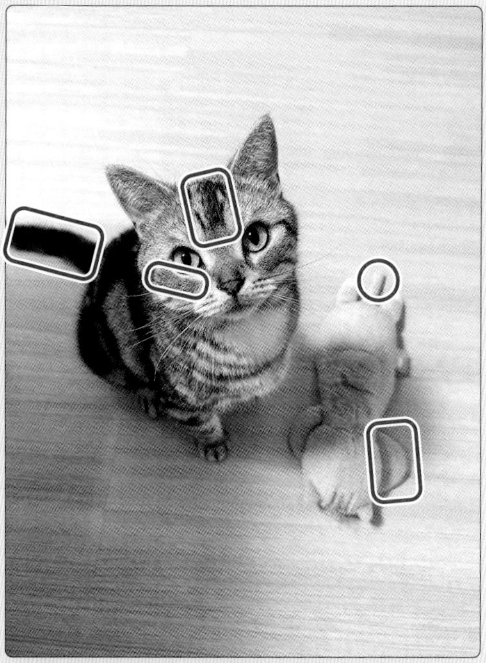

52 おいとまねこ（P55）

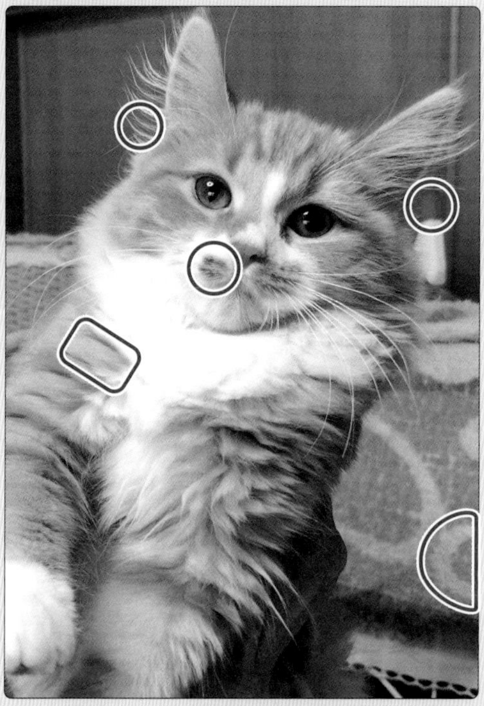

53 天使（?）ねこ（P56）

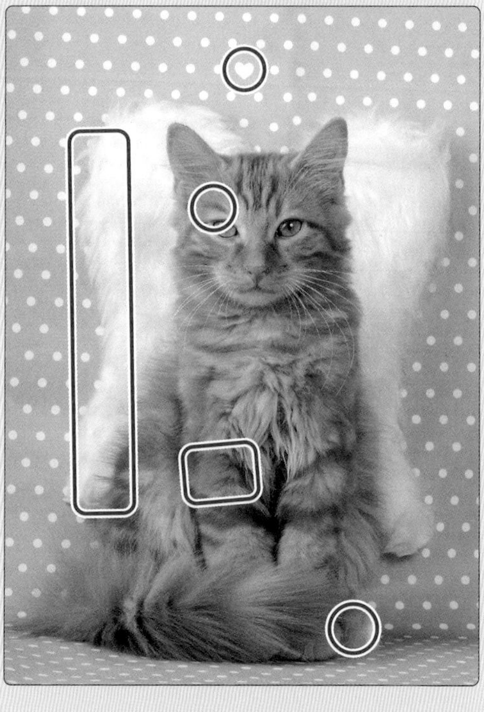

54 すり替えねこ（P57）

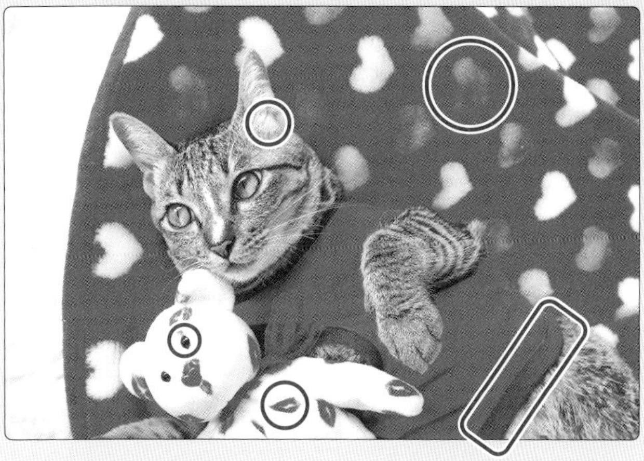

55 待ち合わせねこ（P58）

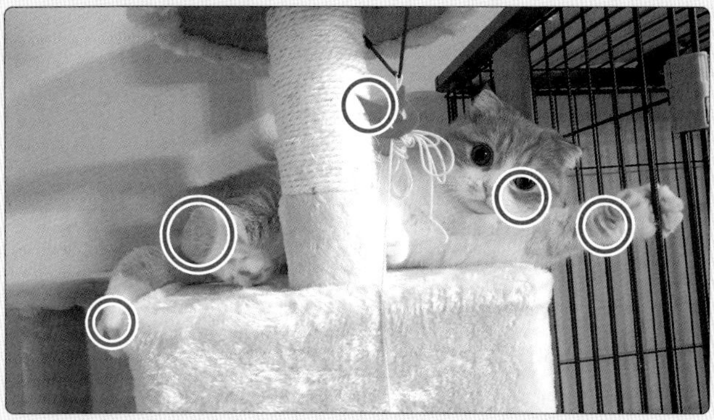

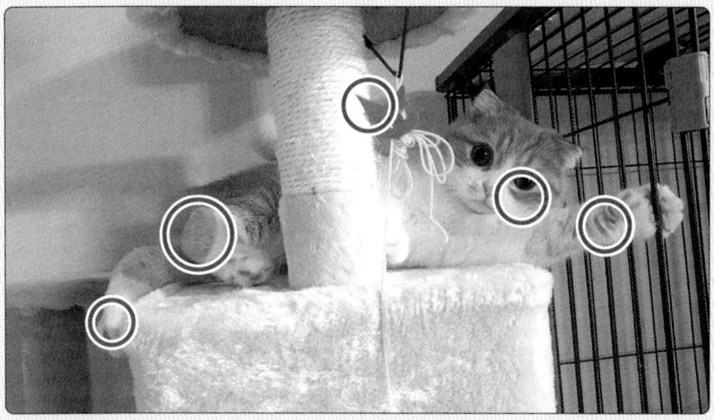

56 達観ねこ（P59）

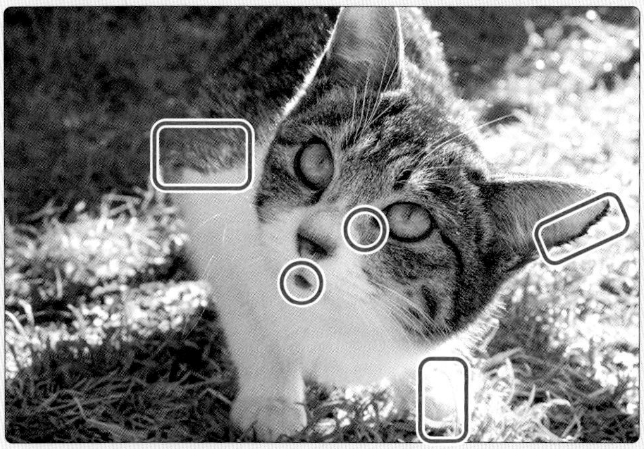

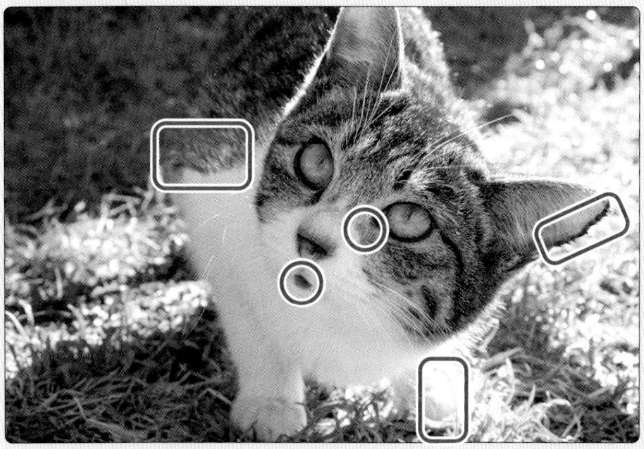

57 見逃さないねこ（P60）

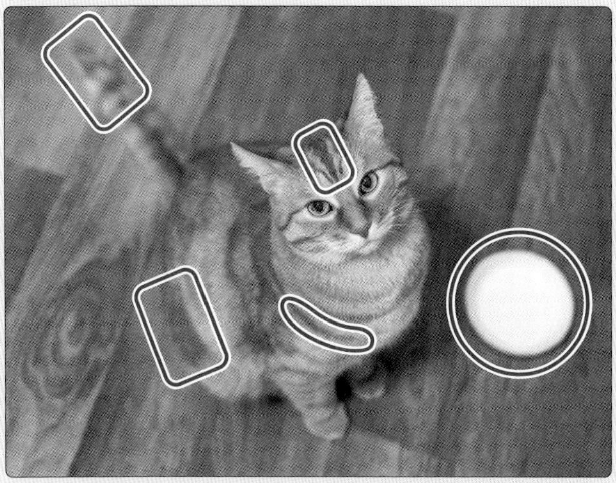

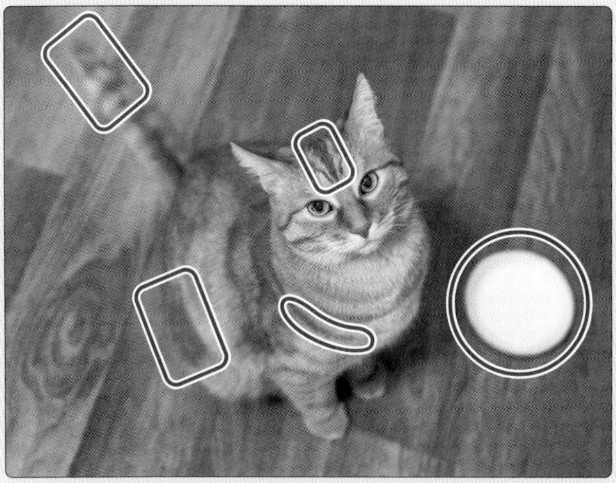

58 念力ねこ（P61）

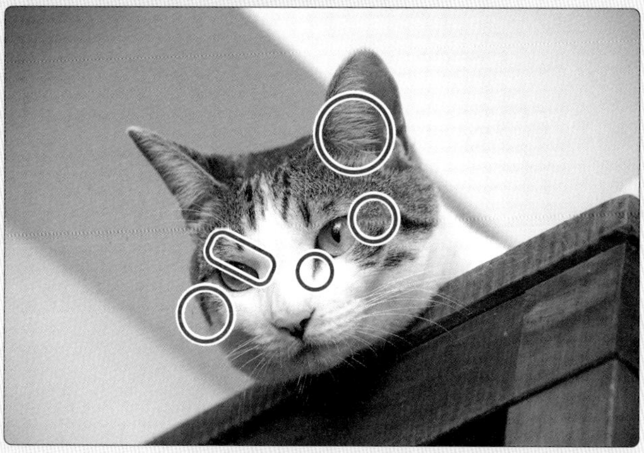

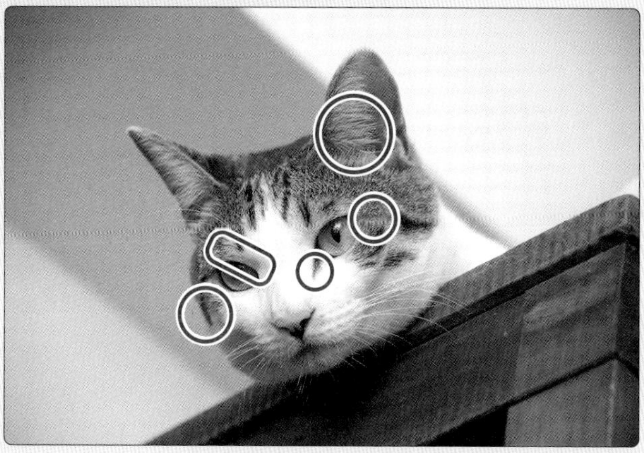

59 液体ねこ（P62）

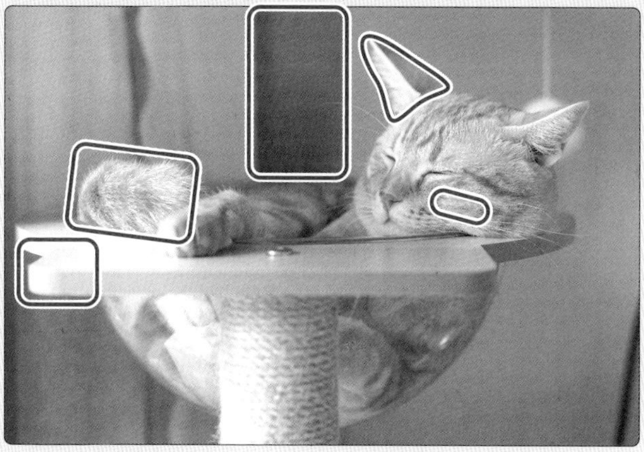

60 全人類がされたいねこ（P63）

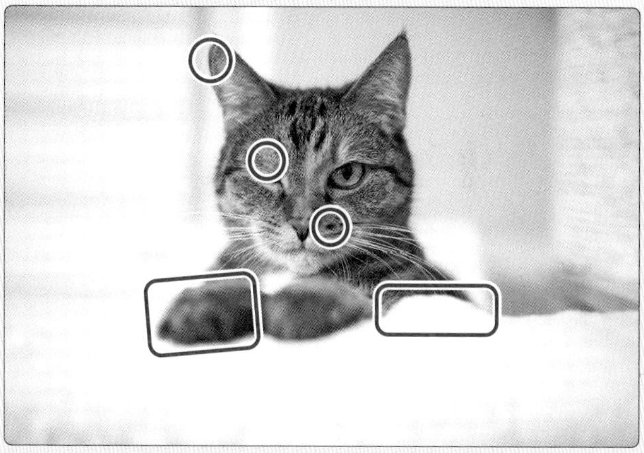

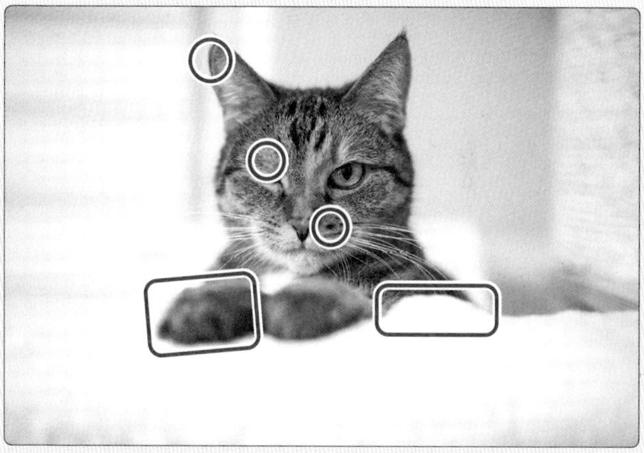

カバーの解答

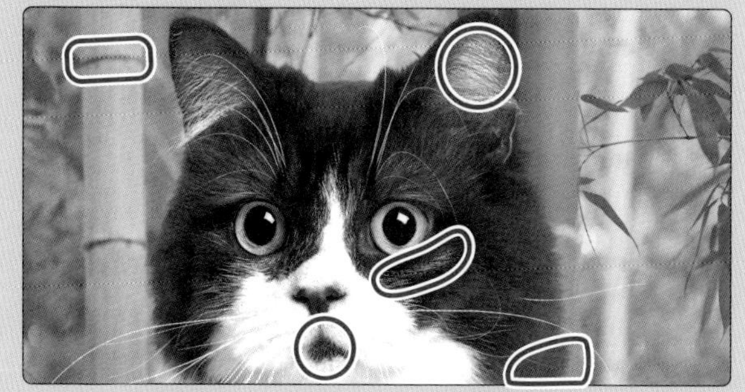

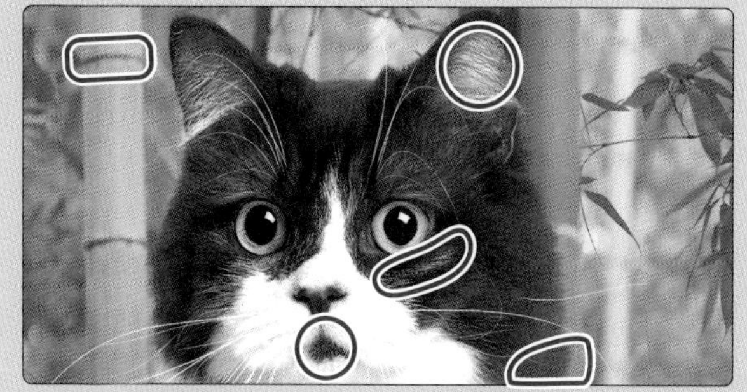

毎日脳活スペシャル

にゃんと1分見るだけ！
記憶脳 瞬間強化

ねこのまちがいさがし ⑫

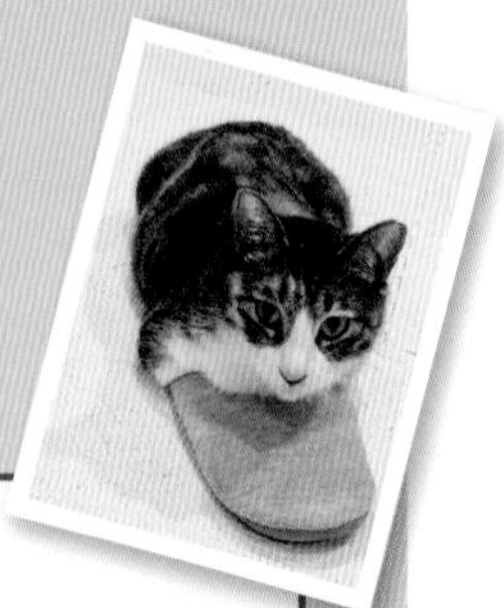

ねこの写真を大募集

『毎日脳活』編集部では、みなさまがお持ちの「ねこの魅力が伝わるかわいい写真」を大募集しています。お送りいただいた写真の中からよいものを選定し、本シリーズの「まちがいさがし」の題材として採用いたします。採用写真をお送りくださった方には薄謝を差し上げます。

送り先 neko@wks.jp

※応募は電子メールに限ります。
※お名前・年齢・ご住所・電話番号・メールアドレス・ねこの名前を明記のうえ、タイトルに「ねこの写真」と記してお送りください。
※なお、写真は、第三者の著作権・肖像権などいかなる権利も侵害しない電子データに限ります。
※写真のデータサイズが小さい、画像が粗い、画像が暗いなどの理由で掲載できない場合がございます。

ご応募をお待ちしております。

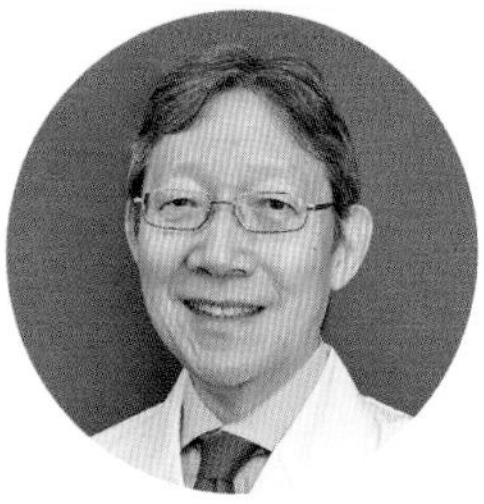

監修

杏林大学名誉教授・医学博士
古賀良彦（こが よしひこ）

慶應義塾大学医学部卒業。杏林大学医学部精神神経科学教室主任教授を経て現職。
専門分野は精神障害の精神生理学的研究ならびに香りや食品が脳機能に与える効果の脳機能画像および脳波分析による研究。ぬり絵や折り紙、間違い探し、ゲームなどによる脳機能活性化についても造詣が深い。

編集人	飯塚晃敏
編集	株式会社わかさ出版　原 涼夏　谷村明彦
装丁	遠藤康子
本文デザイン	カラーズ
問題作成	飛倉啓司　吉野晴朗　プランニングコンテンツ・プラスワン　スタジオリベロ
漫画	前田達彦
写真協力	PIXTA　Adobe Stock
発行人	山本周嗣
発行所	株式会社 文響社 ホームページ　https://bunkyosha.com メール　info@bunkyosha.com
印刷	株式会社 光邦
製本	古宮製本株式会社

この本に関するご意見・ご感想をお寄せいただく場合は、
郵送またはメール（info@bunkyosha.com）にてお送りください。